創薬科学入門 改訂2版
薬はどのようにつくられる？

佐藤健太郎 著

Ohmsha

本書を発行するにあたって，内容に誤りのないようできる限りの注意を払いましたが，本書の内容を適用した結果生じたこと，また，適用できなかった結果について，著者，出版社とも一切の責任を負いませんのでご了承ください．

本書は，「著作権法」によって，著作権等の権利が保護されている著作物です．本書の複製権・翻訳権・上映権・譲渡権・公衆送信権（送信可能化権を含む）は著作権者が保有しています．本書の全部または一部につき，無断で転載，複写複製，電子的装置への入力等をされると，著作権等の権利侵害となる場合があります．また，代行業者等の第三者によるスキャンやデジタル化は，たとえ個人や家庭内での利用であっても著作権法上認められておりませんので，ご注意ください．

本書の無断複写は，著作権法上の制限事項を除き，禁じられています．本書の複写複製を希望される場合は，そのつど事前に下記へ連絡して許諾を得てください．

出版者著作権管理機構
（電話 03-5244-5088，FAX 03-5244-5089，e-mail：info@jcopy.or.jp）

JCOPY ＜出版者著作権管理機構 委託出版物＞

まえがき

　医薬は，誰もがお世話になるとても身近なものです。それでいて，これほど特殊な商品は世の中のどこにもありません。何しろ医薬は，生命のシステムに直接触れる能力を本質的にもっています。どんな名医でも救えるのは目の前の一人だけですが，画期的な医薬は何万，何十万の命を救うことさえ可能です。

　しかしそうした医薬が，いったいどのように体内ではたらいているのか，どういう過程を経て創り出されるのか，語られることはほとんどありません。しかし一粒の薬の裏側には，関係者の膨大な努力と，多くの分野にわたる最先端のサイエンス，そして熾烈な世界レベルでの競争が存在しています。

　筆者は国内の製薬企業に十数年身を置き，薬を創る研究に携わってきました。そして退職後，雑誌「メディカルバイオ」（オーム社）誌上にて創薬の実際を書く機会をいただきました。この本は，その連載に加筆修正してまとめたものです。すでに創薬の教科書は数多くありますので，筆者は実体験にもとづいた「創薬の現在」を詰め込むよう努力しました。かつ読み物としても面白く読めるよう，研究の醍醐味とエッセンスを感じていただけるように配慮したつもりです。

　また本書第1版の書籍化にあたっては，京都大学特任教授で，S&R財団CEOの久能祐子先生に監修いただきました。

　科学・医療・経済・ビジネスに至るまで，医薬の世界は大きく広がっていますが，本書がその一端に触れるきっかけとなれば幸いです。そして若い研究者がこの世界に入るきっかけになること，そして新たなブレイクスルーを生み出す研究者がここから生まれることになれば，筆者としてこれに勝る喜びはありません。

2018年4月　佐藤 健太郎

創薬科学入門【目次】 Contents

まえがき 3

第1章　医薬とは何か 9

（1）人類最難の事業
（2）医薬のターゲットはタンパク質
（3）タンパク質との「結合」
（4）医薬は「病気を治す」わけではない
（5）経口投与というハードル
（6）医薬が世に出るまでの関門

コラム1-1　アゴニストとアンタゴニスト

コラム1-2　50％阻害濃度

第2章　医薬が世に出るまで 21

（1）「研究」と「開発」
　●Step 1　ターゲットタンパク質の選定
　●Step 2　評価系の構築
　●Step 3　シード化合物の発見
　●Step 4　合成展開
（2）化合物が医薬に進化するまで
（3）ドネペジルのコンセプト
（4）シード化合物の発見・改良
（5）リード化合物からの展開
（6）ドネペジルの誕生
（7）市場への狭き門・臨床試験
（8）公正な臨床試験のために
（9）臨床試験の高い壁

コラム2-1　医薬品の特許制度

コラム2-2　サリンはコリンエステラーゼ阻害剤

第3章　医薬のベストバランス 43

（1）「完全生物」はなぜいない？
（2）監視網vs医薬
（3）宿命的ジレンマ
（4）リピンスキーのルール・オブ・ファイブ
（5）体内で変身する医薬プロドラッグ

コラム3-1　重水素化医薬の登場

第4章 創薬を支える新技術 ... 55

- (1) 膨大な可能性
- (2) SBDDとX線結晶構造解析
- (3) SBDDの限界
- (4) 「組合せ化学」とは
- (5) コンビケムの現在

コラム4-1
X線結晶構造解析とNMR

コラム4-2
フラグメント・ベースド・ドラッグ・デザイン(FBDD)

第5章 天然物からの創薬 ... 65

- (1) 医薬の源流は天然物
- (2) 発酵創薬の台頭
- (3) 高脂血症治療剤プラバスタチンの発見
- (4) 免疫抑制薬タクロリムスの発見
- (5) 天然物創薬の長所・短所
- (6) 天然物を「改造」する
- (7) 物性の改善―プロドラッグ化
- (8) 有効範囲の拡大―β-ラクタム系抗生物質
- (9) 毒性の改善―ミカファンギン
- (10) 安定性の改善―エポチロン
- (11) 生産量の改善―パクリタキセル
- (12) 大幅な構造変換―スタチン類
- (13) 構造の簡略化―ハリコンドリン
- (14) ノーベル賞・イベルメクチンの発見

コラム5-1　天然物全合成

コラム5-2　創薬研究の喜び

第6章 プロセス化学 ... 85

- (1) 医薬生産の責任
- (2) 炭素と炭素をつなぐ困難
- (3) 不斉炭素と医薬
- (4) 精製法
- (5) 「グリーンな」合成法

コラム6-1　GMP

第7章　抗体医薬とゲノム創薬 ……… 93

（1）抗体とは何か
（2）モノクローナル抗体の登場
（3）抗体の抗体
（4）躍進する抗体医薬
（5）抗体医薬のこれから
（6）ゲノム創薬とは
（7）ターゲットタンパク質の探索
（8）ターゲット・バリデーション
（9）タンパク質構造シミュレーション
（10）テーラーメイド創薬
（11）ゲノム創薬の現状と未来

コラム7-1
抗体医薬の命名

コラム7-2
ヒトゲノム配列に
特許は認められるか

コラム7-3
SNPと疾患の関係

第8章　抗生物質と抗ウイルス剤 ……… 113

（1）ペニシリンの登場
（2）タンパク質合成阻害薬
（3）合成抗菌薬
（4）合成技術による改良
（5）耐性菌の登場
（6）ウイルス—人類最後の敵
（7）ウイルスの多様性
（8）脱殻阻害薬の発見
（9）核酸合成酵素阻害剤
（10）ソホスブビルの登場
（11）ノイラミニダーゼ阻害剤
（12）バイオ医薬
（13）耐性ウイルスという難敵

コラム8-1
抗生物質と抗菌薬

コラム8-2
ソリブジン事件

第9章　高血圧治療薬 ……… 131

（1）謙信は塩に敗れた？
（2）アンジオテンシンの作用
（3）医薬品設計の幕開け
（4）カプトプリルの改良新薬
（5）苦節25年のレニン阻害剤
（6）降圧剤の切り札，ARBの開発
（7）アドレナリン受容体遮断薬
（8）その他の降圧剤

コラム9-1　生物学的等価体

第10章 高脂血症治療薬 ……………………………… 143

(1) コレステロール生合成の長い道のり
(2) 救世主になったニワトリ
(3) スタチン剤の登場

コラム10-1
スタチン剤以外の
脂質異常症治療薬

第11章 変容する抗がん剤の科学 ……………………… 151

(1) がんは国民病
(2) 毒ガスから生まれた抗がん剤
(3) プラチナでがんと戦う
(4) 微小管に作用する薬
(5) ニセ核酸でがん細胞をだます
(6) 抗がん剤の副作用
(7) サリドマイドで「兵糧攻め」
(8) 分子標的治療薬の登場
(9) ニボルマブの登場

コラム11-1
サリドマイドの多様な作用

第12章 糖尿病治療へのさまざまなアプローチ …… 161

(1) 平安朝の糖尿病
(2) 糖尿病とは何か
(3) インスリンの登場
(4) インスリン分泌を促す医薬—スルホニルウレア剤
(5) 糖の吸収を抑制する医薬—ビグアナイド系剤と α-グルコシダーゼ阻害剤
(6) インスリン抵抗性を改善する医薬—グリタゾン系薬
(7) 最後の超大型医薬？—DPP-4阻害剤

コラム12-1　糖尿病の合併症

第13章 精神病治療薬 …………………………………… 169

(1) うつは社会問題
(2) 治療薬の発見・うつの謎解き
(3) 四環系抗うつ薬
(4) SSRIの登場
(5) その他の抗うつ薬
(6) 双極性障害治療薬
(7) 統合失調症治療薬
(8) 認知症治療薬
(9) アミロイド退治は可能か

コラム13-1　SSRIの副作用

第14章　鎮痛剤 ·· 183

(1) 人類最古の医薬
(2) モルヒネの薬効
(3) コカインから生まれた麻酔薬
(4) 薬の王様アスピリン
(5) アスピリンのメカニズム
(6) アスピリンから生まれた薬
(7) アセトアミノフェンの謎

コラム14-1
ロレンツォのオイル

第15章　医薬の未来 ·· 193

(1) 医薬の新しい波
(2) 核酸医薬
(3) 中分子医薬
(4) 次世代ワクチン
(5) 細胞治療
(6) 人工知能で変わりゆく創薬

参考文献 ·· 201
チェンジ・ザ・ゲーム！　～あとがきに代えて～ ······················ 202
索引 ·· 204

第1章

A Guide to Medicinal Science

医薬とは何か

薬を探すという行為は，人類誕生とほぼ同時に始まったといわれます。あらゆる病気の痛みや苦しみを取り除く，これは人類が抱き続けてきた，もっとも大きな夢の一つであるといっていいでしょう。あらゆる動物，植物，鉱物を原料としてさまざまな試みがなされ，おそらくは多少の犠牲をもともないながら，医薬探求の歴史は続いてきました。そして20世紀には，抗生物質など優秀な医薬の登場によって，かつて不治の病と恐れられた疾患が数百円の薬で簡単に治癒する時代を迎えました。1950年当時60歳に満たなかった日本人の平均寿命は，現在，女性87.14歳，男性80.98歳と大幅に伸びていますが，医薬の進歩がそれに大きく貢献していることは疑う余地がないでしょう。

21世紀を迎えた現在になっても，その探求は飽くことなく続けられています。有機合成化学，分子生物学，計算化学，遺伝子工学などあらゆる分野の最先端の知識が新薬創出のために投入されており，今もなお創薬技術は激しく変化を続けています。

(1) 人類最難の事業

医薬品業界を他業界とくらべたときの大きな違いは，その売上に占める研究開発費の割合にあります。業界トップのロシュは，6兆円を超える売

上のうち約20%，約115億ドル（1.2兆円*1）という途方もない額を研究開発費に投じています（2017年度）。他の製薬メーカーもほぼ同様で，軒並み売上の15〜20%以上という巨費を研究開発に充てています(**表1-1**)。自動車メーカーは平均4%前後，電機メーカーでも6%程度ですから，医薬品産業における研究開発のウェイトがいかに大きいかおわかりいただけると思います。

　このように，世界のメガファーマは巨費を投じ，最先端科学の成果を取り込みながら，最優秀の頭脳を結集して創薬研究をおこなっています。ではこの結果として，世界中で年間何品目くらいの新薬が創り出されていると思われるでしょうか？

　正解は驚くなかれ，たったの30種類前後です*2。1社の新薬数が，ではありません。世界数百社の巨大メーカーが総力を挙げて研究した結果，

表1-1 世界の製薬企業の売上と研究開発費

順位	会社名	売上(百万$)	研究開発費(百万$)	%
1	ロシュ	54365	11518	21.2%
2	ファイザー	52546	7657	14.6%
3	ノバルティス	49109	8972	18.3%
4	メルク	40122	9982	24.9%
5	サノフィ	39612	6183	15.6%
6	グラクソ・スミスクライン	38940	5774	14.8%
7	ジョンソン&ジョンソン	36256	8360	23.0%
8	アッヴィ	28216	4982	17.6%
9	ギリアド・サイエンシズ	26107	3734	14.3%
10	イーライリリー	22871	5282	23.1%

（2017年度。ただし売上高は医療用医薬品のみ，研究開発費は会社全体での数値）
（https://answers.ten-navi.com/pharmanews/13709/　より抜粋）

＊1
1ドル112円で算出。

＊2
2007年〜2017年の平均承認点数は30.8品目。ただし，2017年は46品目が承認を受けるなど，近年は増加傾向にある。

1年にたった30種類の医薬しか世に出てきていないのです。ノーベル賞でも年に12〜13人の受賞者が出るわけですから，「一つの医薬を創り出すことは，一つノーベル賞を獲るのに近いくらいむずかしいことである」といういい方もできるかもしれません。医薬を創り出すということは，人類にとってもっとも難度の高い事業といっても過言ではないのです。

では医薬創りの何がそれほどむずかしいのか？ 以下に順を追って述べていきましょう。

(2) 医薬のターゲットはタンパク質

医薬とはどのような化合物なのでしょうか。基本としては，「酵素や受容体などターゲットとなるタンパク質に結合し，そのはたらきを調整する化合物」であるといえます（もちろん例外もありますが）。

病気とは，さまざまな原因で体のバランスが崩れた状態です。医薬は，その病気に関連したタンパク質にはたらきかけることで，体のバランスを取り戻す手助けをする化合物であるといえます。

たとえば高血圧の治療薬を創るケースを考えてみましょう。いろいろな切り口がありえますが，一つはアンジオテンシンⅡ（AⅡ）というホルモンに注目するアプローチがあります。AⅡは血圧を上げる作用をもっていますので，医薬の力によってその生産を止めるか，はたらきを阻害すれば，血圧が必要以上に上がることはなくなります。

体内でAⅡが作られ，はたらく過程は以下のようになっています。まずレニンという酵素のはたらきによってアンジオテンシノーゲンからアン

ジオテンシン I（A I）が切り出され，さらにこれが「アンジオテンシン変換酵素（ACE）」のはたらきによってA II に変換されます。そしてこのA II が受容体タンパク質に結合することによって「血管を収縮させろ」というメッセージが出て，血圧が上がるのです（図 1-1）。

すなわち，アンジオテンシンに着目して血圧を下げる方法には，つぎの三つがあることになります。

(1) レニンのはたらきを阻害し，A I の生産を止める
(2) ACEのはたらきを阻害し，A II の生産を止める
(3) A II 受容体をブロックし，A II が受容体に結合できないようにする

つまりこれら三つのうちいずれかのターゲットタンパク質に結合してそのはたらきを阻害する分子を創り出せば，原理的にその化合物は，降圧

図 1-1　レニン－アンジオテンシン系に注目した降圧薬創出のアプローチ

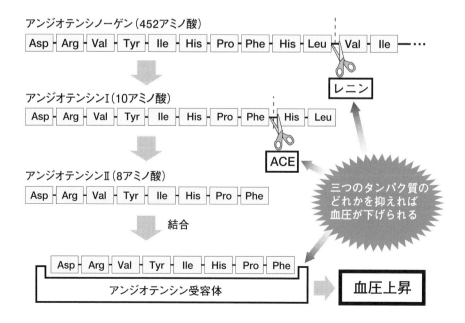

剤としてはたらくことになります。実際に上記3タイプともすでに医薬として実現しており，医療の現場で活躍しています（第9章参照）。

(3) タンパク質との「結合」

　ターゲットタンパク質に結合するといいましたが，結合の仕方にもさまざまな種類があります。まず原子・分子間の結合といえば，共有結合が代表的なものです。共有結合はもっとも丈夫であり，基本的に一度結合したら簡単に切れることはなく，安定しています。共有結合によって，医薬とターゲットタンパク質が結合するケースもあります（不可逆阻害）。

　しかし不可逆阻害は，抗生物質や一部の抗がん剤など特殊な場合にかぎられます。これらは病原菌・がん細胞といった生体にとっての「敵」が相手ですので，遠慮会釈なくターゲットを二度と使い物にならなくしてしまう化合物が薬剤として成立するのです。ふつうの医薬は患者の体の一部であるタンパク質を相手にするため，ほとんどの場合このような乱暴は許されません。たとえば，いくら高血圧の人であっても昇圧ホルモンの合成酵素を壊し，ホルモンの生産を完全に止めてしまうと，弊害が起こります。医薬の基本はタンパク質を破壊してしまうのではなく，あくまでそのはたらきを柔らかく「調整」することにあります（可逆阻害）。というわけで多くの医薬は共有結合ではなく，水素結合・イオン結合・ファンデルワールス力，π-π相互作用などの弱い力でタンパク質に可逆的に結合し，適当な強さでそのはたらきを抑制しています（コラム1-1）。

(4) 医薬は「病気を治す」わけではない

　ここで注意していただきたいのは，これらの薬剤が高血圧の原因そのものを治すわけではないという点です。実は，抗生物質・抗がん剤などいくつかの例外を除いては，医薬は病気の原因そのものを治療するわけではないのです。

　"健康な状態"を，一定の速度でまっすぐ走っている車にたとえると，"病気"

コラム1-1　アゴニストとアンタゴニスト

受容体に作用する化合物には，アゴニストとアンタゴニストがある。アゴニストはターゲットである受容体に結合し，リガンドと同じ作用を示す物質をさす。アゴニストを医薬として用いる場合，天然のリガンドにはない機能をもたせていることがふつうである。たとえばグルタミン酸受容体にはいくつかの種類があり，それぞれ作用が異なる。このうちどれか一つだけに結合して作動させる化合物を創れば，望まない生理作用（副作用）が回避される。受容体に結合して部分的に生理作用を引き出す「パーシャルアゴニスト」，天然のリガンドより強い生理作用を引き出す「スーパーアゴニスト」というものもある。

これと逆にアンタゴニストは，受容体に結合して本来のリガンドが結合できないようブロックし，その作用を止める化合物で，「拮抗剤」「ブロッカー」などともよばれる。

これまでさまざまな受容体のアンタゴニストが医薬として実用化されており，酵素阻害剤と並んで一大ジャンルとなっている。また天然の生理活性物質にも多く，たとえばフグ毒テトロドトキシンはナトリウムチャネルのアンタゴニストである。

アゴニストとアンタゴニストは同じ受容体に作用する化合物であるから，よく似た構造であることも少なくない。またある受容体のアゴニストが，よく似た受容体のアンタゴニストとしてはたらく場合もあるなど，両者の区別は必ずしも簡単ではない。

とはエンジンの異常でスピードが上がってしまったり，タイヤの不調で車が左にばかり曲がってしまったりという状態をさします。そして医薬の役目は，エンジンやタイヤを直接修理することではなく，ブレーキを踏んだりハンドルを切ったりして，とりあえず事故をおこさないよう車をまっ

すぐ進ませることにあります。こうして，一時的にでもバランスをとることで大きな破綻を防ぎ，体の自然治癒能力によって疾患の真の原因を除いてくれるのを待つというのが，実際の医薬のあり方です。

　だからといって，医療現場における医薬の重要性が減じるわけではありません。症状を鎮め，治癒を助けてくれる医薬の存在は間違いなく必要なものです。ただ，医薬はほとんどの場合あくまで対症療法であり，魔法のようにすべてを癒してくれるというものではないのです。

(5) 経口投与というハードル

　医薬とはタンパク質に結合し，そのはたらきを調整するものであると述べました。が，たとえば単に酵素のはたらきを阻害するだけの化合物であれば，見つけるのはさほどむずかしいことではありません。酵素阻害剤の作用の強さは50%阻害濃度（IC_{50}）という数値（**コラム1-2**）で表しますが，多少の試行錯誤をすればたいていの場合，$10^{-8} \sim 10^{-9}$ Mという低濃度で酵素の作用を阻害する化合物が発見できます。これだけで薬になってくれるなら話は簡単ですが，実際はそれほど甘くはありません。

　まず多くの場合，医薬には，患者が自分で服用できるように，経口投与が可能であることが求められます。

　しかし，これは創薬研究者にとって乗り越えなければいけない高いハードルです。まず，医薬分子は胃酸や消化酵素に耐える安定な化合物でなければなりません。生理活性をもつペプチドやタンパク質は本来有望な医薬候補になりえますが，これらは消化酵素で分解されてしまうため，基本的に経口剤として用いることはできません。糖尿病患者が用いるインスリンや，近年勃興しつつある抗体医薬などはいずれもタンパク質性の医薬であるため，注射による投与が必要という大きな制約があります。

　また，人体の60%以上は水であるため，医薬はある程度水に溶ける必要があります。しかし細胞膜は脂質成分からできていますから，細胞内に入り込むためには脂溶性が高い分子のほうが有利です。医薬はこの互いに

コラム1-2　50%阻害濃度

酵素阻害剤の場合，ある酵素に対する阻害剤の濃度が高くなるほど，酵素のはたらきが妨げられ活性が低下する。酵素阻害剤や受容体拮抗剤の強さは，一般に50%阻害濃度で表す。酵素の能力を50%阻害する阻害剤濃度のことを「IC_{50}」（ICはInhibitory Concentrationの略）と呼ぶ。この数値が小さい，すなわち低濃度で酵素を阻害するほど，強い阻害剤であるということになる。具体的には，まず数種類の阻害剤溶液を作って酵素に添加し，酵素活性を測定する。阻害剤濃度を横軸に，酵素活性を縦軸にとってプロットし，この曲線上で50%阻害にあたる点を算出することでIC_{50}を求める。50%での濃度を採用するのは，阻害曲線はシグモイドカーブ（S字型曲線）を描くため0%付近や100%付近では少しの濃度の差でも大きくぶれてしまい，誤差が大きくなるためである。

医薬は少量服用するだけで全身に分配され，効率よく酵素のはたらきを抑えることが求められるため，IC_{50}がnMオーダー，つまり10^{-9}mol/L前後の低濃度で酵素作用を抑えてしまうものがほとんどである。

矛盾する条件の間で，バランスをとる必要があります。さらに，あまり大きな分子は生体膜を透過しにくく，通常医薬となる化合物は分子量約500以下がよいとされています。つまりせいぜい数十の原子からなる小さな分子で，分子量数万という巨大なタンパク質のはたらきを調整することが求められるのです（図1-2）。

それだけならまだしも，先ほど述べたとおり，体内には数万種類のタンパク質があり，なかには非常によく似た構造の分子がいくつも存在してい

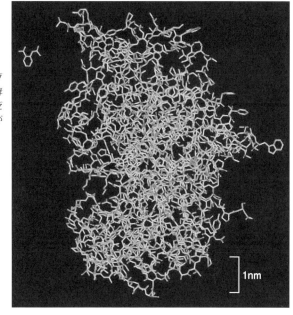

図1-2

シクロオキシゲナーゼ
とアスピリン

右の大きな分子がプロスタグランジンの合成に関与する酵素シクロオキシゲナーゼ（COX）。左の小さな分子がその阻害剤アスピリン。

ます。たとえばヒスタミンの受容体にはH_1〜H_4という互いによく似た4種類が存在しており，H_1受容体は免疫反応に，H_2受容体は胃酸の分泌に関与します。抗アレルギー剤ならH_1受容体だけをブロックする化合物でなければなりませんし，胃酸過多を抑える薬ならH_2受容体のみに選択的に結合する化合物となる必要があります（**図1-3**）。つまり医薬となる化合物は，小さな分子でありながら相手となる巨大なタンパク質のわずかな差をきちんと見分けて，目的のタンパク質だけに結合するものでなければなりません。

(6) 医薬が世に出るまでの関門

　医薬に課せられたハードルはまだまだあります。薬は当然ながら，毒性が低いものでなければなりません。毒性と一口にいってもその種類はさまざまで，急性毒性・慢性毒性・生殖毒性・発がん性などいくつもの毒性試験をクリアする必要があります。また，あまりにも素早く分解・排泄され

図1-3 選択的拮抗剤の例

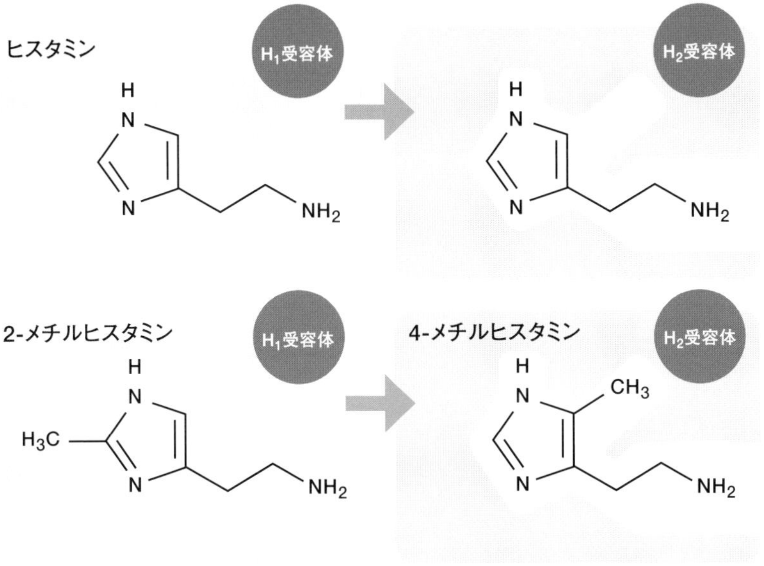

ヒスタミン　H₁受容体　　　　　　　　　H₂受容体

2-メチルヒスタミン　H₁受容体　　4-メチルヒスタミン　H₂受容体

天然のリガンドであるヒスタミン（上段）はH₁，H₂，どちらの受容体にも結合しうるが，人工化合物である2-メチルヒスタミンはH₁受容体に，4-メチルヒスタミンはH₂受容体に強く結合できる（下段）。創薬研究者は試行錯誤を繰り返しながら，より強い結合力と選択性をもった化合物を探していくこととなる。

てしまうものや，いつまでも体内に居座り蓄積してしまう化合物も医薬としては成立しません。さらに近年では，薬物相互作用[*3]を引きおこす可能性のある化合物なども，早い段階からふるい落とすようになってきました。医薬が世に出るまでにくぐるべき関門は，かくも厳しいものなのです。

　たとえ話でいうなら，人間の体を大きな河だとします。河は複雑に分岐・合流し，途中にはさまざまな障害物があり，下流にあるいくつものダムでその流れを制御しています。そしてそのダムの一つが故障し，河全体の流れがスムーズにいかなくなったとしましょう。ダムを直接修理することはできないので，上流からある部品を流します。部品は大きすぎ

＊3　薬物相互作用
薬物はおもに肝臓にある，「CYP」とよばれる数種の酵素で代謝・分解され，排泄される．CYPに強力に結合し阻害してしまう薬品は，ほかの薬剤の代謝を妨げ，血中濃度を必要以上に高めてしまう危険がある．このためCYP阻害作用は早い段階で確認され，強い作用があるものはふるい落とされるようになってきている．

ると障害物に引っかかってしまいますし，材質が悪ければ岩にぶつかって壊れたり，浅瀬に乗り上げたりして目的のダムには届きません．また分岐する流れを正しく選び，目的以外のダムに流れ込まないようにしなければなりません．こうして目的地に流れ着いた小さな部品は巨大なダムの機械に狙い通り噛み込み，そのはたらきをストップさせます――．創薬研究者に与えられているのは，そんなきわめて都合のよい部品を設計せよという，かぎりなく不可能に近いミッションなのです．

本章のまとめ

- 一つの医薬を世に出すのはノーベル賞級の偉業
- 一部の例外を除き，医薬は病気を直接治すものではない
- 薬は経口投与が基本．しかしそのハードルは高い

第2章

医薬が
世に出るまで

A Guide to Medicinal Science

(1)「研究」と「開発」

　医薬が満たすべき条件は大変な数に上ります。ある統計によると，製薬会社がテストした化合物のうち医薬として世に出るのは，わずか約2万分の1だといいます（ただし近年，多数の化合物を素早く合成・評価する技術が進んでいる—第4章参照—ため，現場の実感としては，もっと低い確率のようにも思えます）。となれば，いかに効率よく優れた化合物を選び出すかが，創薬研究の生命線となります。

　実際の医薬品の研究開発は，大きく二つの段階に分かれます。細胞レベル・動物レベルの実験などで有効性・毒性などを確認し，医薬の候補化合物を見つける「前臨床段階」と，その化合物を実際にヒトに投与して治療効果・安全性などを確認する「臨床段階」です。通常，「研究」「開発」という用語は明確な区別なく使われていますが，医薬品業界では伝統的に，前臨床段階をおこなう部署を「研究」，臨床試験を担当する部署を「開発」とよび分けています。

　というわけで研究所のミッションとは，ヒトに投与したときに十分な効果と安全性を見込むことができる，医薬候補化合物を創り出すことです。では，こうした化合物を選び出すにはどうすればよいでしょうか？　「とり

あえず化合物を動物に飲ませて,効くかどうかをみる」というのは手っ取り早いやり方ではありますが,とうてい得策とはいえません。ある化合物の薬効が十分でなかったとき,このやり方ではどこが悪くて効かなかったのか判断のしようがないからです。

医薬が症状を抑えるためには,吸収・代謝・細胞内への浸透・ターゲットタンパク質の阻害など,体内でさまざまな段階を経る必要があります。有効な医薬候補化合物の創出のためには,こうした各段階を実験的に検証し,何が障害なのか,どこを改善すべきかをはっきりさせながら順を追って絞り込みを進める必要があります。この過程を,「スクリーニング(ふるい分け)」と呼んでいます。

以降に,薬が世に出るまでの過程を追っていきましょう。

●Step 1　ターゲットタンパク質の選定

多くの医薬は酵素や受容体のタンパク質に結合し,その機能を調整することで効果を現します。しかし生命のシステムは複雑であり,ある酵素に結合し,阻害する化合物を創れば,それがすなわち医薬になるというほど単純ではありません。

たとえば,アドレナリンは血圧を上昇させるはたらきをもちます。ではアドレナリンの合成経路を阻害すれば,血圧を下げる薬ができるでしょうか? 実はこれは,医薬としては成立しません。アドレナリンは**図2-1**のような段階を経て作り出されますが,この過程を途中で止めると他の重要なホルモンであるドーパミンやノルアドレナリンもできなくなり,正常な生命活動に支障をきたします。つまりアドレナリンに着目して降圧剤を創るなら,上流を止める(合成を阻害する)のではなく,下流を止める(受容体に作用する)化合物を狙ったほうがよいということになります。

またアドレナリンの受容体には多くの種類が存在し,それぞれに異なる作用を示します。さまざまな研究の結果,現在では β_1 受容体を選択的に遮断する薬剤などが,有効な降圧剤となることがわかっています。

図2-1　アドレナリンの合成経路

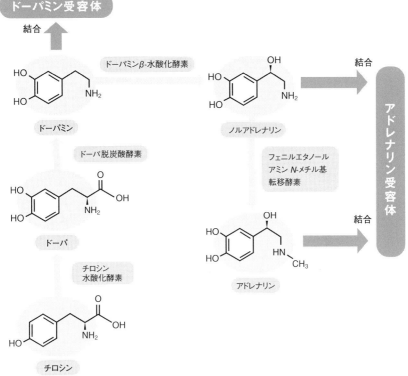

薄灰色の矢印で示すアドレナリン合成を止めようとすると、重要なホルモンであるドーパミンやノルアドレナリンもできなくなる。アドレナリンの受容体には $\alpha_1 \cdot \alpha_2 \cdot \beta_1 \cdot \beta_2$ など数種があり、それぞれ異なる作用を示す（P139参照）。

　このように一つの疾患へのアプローチはいくつもの可能性が考えられますが、薬として成立しうるのはごく一部です。これらの可能性を検証し、「タンパク質○○のはたらきを調整することで、十分な安全性をもって疾患××の治療をおこなえる」という仮説を立てるところから、創薬の過程は始まります。

多くの場合，ターゲットとなるタンパク質は，論文に掲載された基礎研究，公開された特許などの情報から選定されます。もちろんこれらは広く世界に公表されていますから，有力なターゲットが発表された場合には「ヨーイドン」で熾烈な研究競争が開始されることになります。このため，独自の研究でオリジナルのターゲットを発見するだけの実力がある会社は，おおいに有利なスタートを切れることになります。

●Step 2　評価系の構築

ターゲットが決まったら，つぎの作業はふるい分けのための実験系を決めること，すなわちスクリーニング系(図2-2)の構築ということになり

図2-2　スクリーニング系の一例

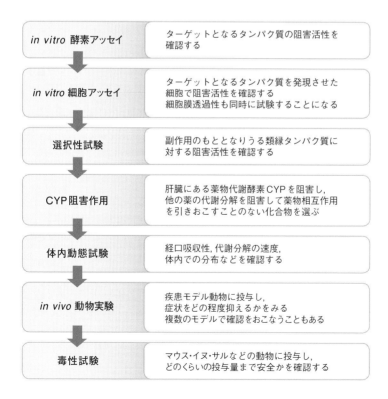

ます。的確なスクリーニング系を組めるかどうかが，医薬創出の鍵を握るといっても過言ではありません。

　医薬はタンパク質のはたらきを調整するものですから，まずこの能力の強さを真っ先に評価しなくてはなりません。多くの場合，ターゲットとなるタンパク質そのものや，これを発現させた細胞を用いて，各化合物の作用の強さを検定するところからスクリーニングは開始されます（ in vitro アッセイ）。

　優れた活性をもつ化合物が見つかったら，実験動物に投与して実際に効果があるかどうかを確認します。遺伝子操作や病原の投与によって特定の症状を引きおこさせた疾患モデル動物などに，化合物を投与して，症状の改善がみられるかどうかを試すのです（ in vivo テスト）。

　in vitroで活性が高かった化合物がin vivoで無効，あるいは効果が弱いことも少なくありません。化合物が体内でうまく吸収されなかったり，素早く分解されて患部に届かなかったりということがあるからです。こうした医薬の体内動態の評価も，スクリーニング系の重要な一部となります。そのほか，選択性・毒性・膜透過性などの評価も必要であり，医薬の性質・研究の進展状況に合わせて候補化合物の優先順位が決められ，スクリーニング系に組み込まれていくことになります。

●Step 3　シード化合物の発見

　スクリーニング系が決まったら，いよいよ化合物探しに入ります。医薬探索の出発点になる化合物を，「シード化合物」とよびます。一番簡単なケースは，ターゲットタンパク質に結合することがわかっている天然の化合物（リガンド）をシードとする場合です。たとえばヒスタミン（**図2-3**）の受容体をターゲットとする医薬を創る場合なら，ヒスタミンの構造をもとにさまざまな置換基を付け足したり，原子を置き換えたりした物質を合成してゆけばよいわけです。

　しかしこうした天然のリガンドが，シード化合物として不適当であること

図2-3 リガンドの構造改変によって創られた医薬の例

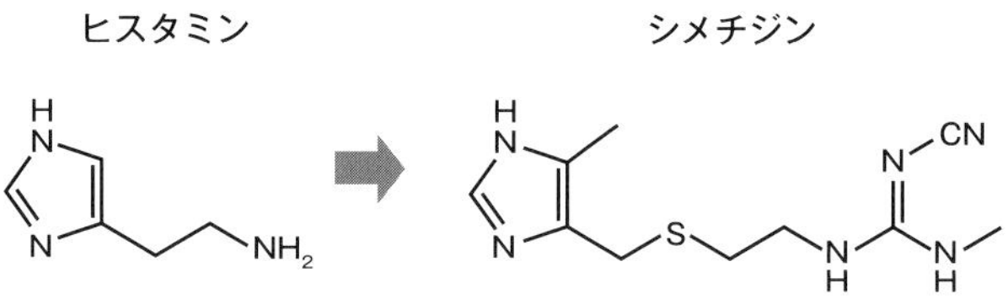

ヒスタミン　　　　　　　　　シメチジン

ヒスタミンの構造を改変することでシメチジン（胃潰瘍治療薬）が生まれた。

も少なくありません。たとえばアンジオテンシンⅡなどのペプチドは体内に吸収されにくく，経口剤のシード化合物としては一般に適切ではありません。このようなとき，ランダムスクリーニングという手法が採られます。

　多くの製薬会社には，いままでに合成された化合物が多数ストックされています（化合物ライブラリーとよびます）。これを片端からアッセイし，ターゲットタンパク質に結合する化合物を探すわけです。この過程は近年自動化が進み，何万という検体を効率よく調べることが可能になりました。

　こうして見つかった化合物も，すべてがシード化合物として好適なわけではありません。水溶性・安定性などの性質，合成展開（後述）のしやすさなどを考慮し，適切なものを選ぶ必要があります。

　また公開された他社の特許などから化合物情報を得て，これをシード化合物とすることもあります。この場合，すでに他社でかなりの検証を経ていますから，医薬候補としてある程度完成した段階からスタートを切ることができます。ただし特許による制約や，先行するメーカーとのタイムラグ，多くのライバル会社との競合を覚悟しなければなりません（**コラム2-1**）。

●Step 4　合成展開

　得られたシード化合物は，当然ながら最初から医薬としてふさわしい性質をすべて備えているわけではありません。構造をもとに合成担当者が

コラム2-1　医薬品の特許制度

　医薬品にとって，特許は生命線ともいえるものである。どのような素晴らしい創薬研究であっても，特許取得で他社に先を越されれば，ビジネスとしてはゼロになってしまう。このため，特許に関してはどの製薬企業も神経をすり減らす。

　医薬に関する特許にはいくつかの種類がある。なかでも重要なのは物質特許とよばれるもので，申請者は一定の範囲の化合物を指定し，「囲い込み」をおこなう。たとえば下図のように，置換基R^1は炭素数1〜6のアルキル基，部位XはCHまたはN，部位YはCH, O, Sなどと，あいまいさのないように化合物の範囲を指定する。

物質の指定例（架空の化合物）

　医薬の特許には，対象となる疾患も記載する必要がある。他社の特許に記載されているものと異なる疾患に有効であることが示せれば，それだけで特許が成立する（用途特許）。たとえば，A社がある化合物を高血圧治療薬として特許申請し，B社がその化合物は胃潰瘍に有効であると特許申請をした場合，A社はこの化合物を胃潰瘍治療薬として売り出すことはできなくなる。

　また，医薬化合物の合成方法や製剤方法，結晶化のノウハウなども，特許の対象となりうる。結晶の製造方法によって，結晶内での医薬分子の詰まり方が変わり，これは溶解性や吸収性に大きく影響するためである。重要な医薬化合物を防衛するためには，こうした複数の特許を組み合わせる戦略がとられる。

これら特許が成立するためには，「新規性」「進歩性」があることが重要な条件となる。自他問わず，論文などの形ですでに公開されている化合物や手法は，新規性がないということで特許が認められない。またすでに同じ構造の物質が特許申請されている場合や，専門家なら過去に知られているデータから容易に類推可能な発明では，進歩性なしとして特許は認められない。

　たとえば，酵素Xの阻害剤Aが疾患Yに有効であることが知られているとき，同じ酵素Xの阻害剤Bも疾患Yに効果があるのは「容易に類推可能」であるため，それだけでは特許が成立しない可能性が高い。Bは先行するAを上回るなんらかのメリット（副作用や投与回数が少ないなど）があることを示して，初めて特許の要件を満たす。

　特許が成立すれば20年間，他社は営利目的でその範囲の化合物を製造することができなくなる（医薬品の場合，特許出願から商品化までに時間がかかるため，申請によって5年間の延長が可能）。新薬を創り出したメーカーにとって，この期間だけが独占販売が可能な時期であり，その間に新薬開発にかかった費用を回収しなければならない。

特許期間が満了したら，他のメーカーが同じ成分の薬を作ることが可能になり，この場合開発費用の負担がないのではるかに安く販売することが可能になる。これがいわゆるジェネリック医薬である。

　特許は多くの場合，探索研究の段階で出願される。特許書類には，製造した化合物の各種分析データや薬理作用に関するデータを詳しく記載しなければならない。また，出願してから1年間は，新たな化合物を作って追加することが認められている。

　あらゆる特許は，出願から1年半後に内容が公開されることになっており，他社はこれを参考に研究を進めることが可能になる。このため先行したメーカーは，戦略を誤れば他社に無料で情報を提供するだけにもなりかねない。

他社の特許で指定された範囲から一歩でも出ていれば、他社も自由に合成が可能になる。他社特許の枠を外れた化合物から、同様の生理作用をもった化合物を探すことを「特許抜け研究」などと称する。

　ただし後発メーカーは、先行メーカーからは1年半分引き離された状態での出発となる上、特許に記載された範囲には手が出せないので、作れる化合物の幅は制限される。こうしたことを勘案して特許申請する範囲、時期などが決められることになり、メーカー同士の複雑な駆け引きの舞台となっている。

　他社の特許に載った化合物を元にしつつ、指定範囲を回避して生まれた医薬を、俗に「ゾロ新」などと呼ぶ（ゾロゾロと出てくることから。全く新規のものは「ピカ新」）。「ゾロ新」は他社のものまねとして揶揄されたりもするが、先行品の弱点を改良して優れた医薬にできるため、ここからベストセラー薬が生まれることも多い。

　一例として、ED治療薬シルデナフィル（ファイザー社、商品名バイアグラ）に対するバルデナフィル（バイエル社、商品名レビトラ）がある。両者は構造上、右方の核における窒素原子の位置と、左方のメチル基とエチル基の差しかない。ただしバルデナフィルは、先行のシルデナフィルに比べて酵素の選択性が高いために副作用が少ないといった利点があり、ここで「進歩性」の要件を満たしている。

シルデナフィル（左）とバルデナフィル（右）

さまざまな変換をおこない，改良を重ねていくことになります。研究者は「この部分に置換基を付けたらもっと酵素のポケットにフィットするのではないか」「ここに酸素原子を入れれば，酵素と水素結合するのではないか」といった小さな仮説を立てて化合物をデザインし，実際に合成することで検証するわけです。

ここには理論的な裏付けはもちろん，研究者としての勘，そして有機合成の実力も当然必要になります。合成→評価→情報のフィードバック→合成→……のサイクルを繰り返し，徐々に化合物は磨かれ，活性は高まっていきます。自分の仮説があたり，思いどおりに活性の高い化合物ができたときは研究者として何より嬉しいものです。

*in vitro*で強い活性をもつ化合物が見つかったら，他のファクターについても最適化が進められます。経口吸収性や体内での安定性を備えることも，医薬として必須条件です。また化合物がターゲット以外のタンパク質に作用すると副作用のもととなりますから，高い選択性をもつ化合物を選ばねばなりません。もちろん各種安全性試験も慎重におこなわれます。こうした多くの条件をすべて完璧に満たすことはむずかしいのですが，さまざまな化合物を作り出すことによって，バランスのとれた最適の一点を探し出すのが医薬研究の醍醐味です。こうして医薬候補化合物を見つけ出すまでに，プロジェクト開始から数年を要するのがふつうです。

(2) 化合物が医薬に進化するまで

では，医薬が創り出されるまでの具体例として，アルツハイマー病などの認知症治療薬「塩酸ドネペジル」（商品名アリセプト）のケースを見てみましょう。塩酸ドネペジルは1997年にエーザイから米国で発売され，初めて認知症の症状改善に成功したことで大きな話題になった薬です。

図2-4aをご覧ください。アセチルコリンエステラーゼの作る空洞の中に，ドネペジル分子がちょうどすっぽりとはまり込み，活性中心をブロックしているようすがわかります。結合部分を拡大したのが図2-4b

図2-4 認知症治療薬・塩酸ドネペジル

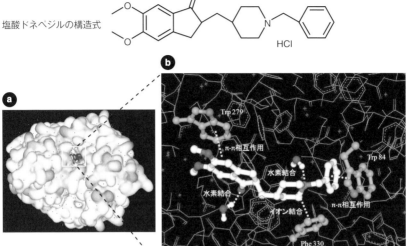

ⓐ 塩酸ドネペジル（白枠内）とアセチルコリンエステラーゼの複合体。

ⓑ 塩酸ドネペジルとアセチルコリンエステラーゼの結合のようす。相互作用している残基を球棒モデルで，その他の残基は線のみで示した。白はドネペジル分子，灰色はドネペジルと相互作用する残基。

です。ドネペジル分子両端のベンゼン環が酵素のトリプトファンとπ-π相互作用し，ドネペジル分子の酸素や窒素の原子が酵素内部の水分子を介して酵素と水素結合によって結びついているようすがわかると思います。以下，どのようにして最適な阻害剤を創り出すのか，順を追って見てみましょう。

(3) ドネペジルのコンセプト

　塩酸ドネペジルの効果に関するコンセプトは，「コリン仮説」にもとづいたものです。神経細胞の情報は，アセチルコリンという物質がシナプス間隙を移動することで伝達されます。ところが認知症患者の脳内では，アセチルコリンの量が低下していることが知られています。このため脳内

の情報伝達がスムーズにいかなくなり、記憶力が低下するのではないかという仮説です。

　脳内にあるアセチルコリンエステラーゼは、用済みになったアセチルコリンを分解する作用をもちます。つまりこの酵素のはたらきを阻害すれば、脳内のアセチルコリン濃度が上がって記憶力が改善できると考えられます。しかし、これは一歩間違うと大変危険な方法でもあります。コリンエステラーゼ類は末梢神経にも存在し、こちらの機能がストップしてしまうとさまざまな副作用を引きおこす危険があるのです。したがって認知症治療薬は、末梢神経にはいっさい影響を与えず、脳細胞のアセチルコリンエステラーゼだけを阻害するものでなければなりません。

　1981年、アメリカのサマーズは、実際にアセチルコリンエステラーゼ阻害剤を認知症患者に投与すると、症状がある程度改善されることを報告しました。しかしここで用いたタクリン（**図2-5**）という化合物はもともと農薬であり、末梢神経にも作用して肝機能低下などの副作用を引きおこします。タクリンを改良して副作用を除く試みもおこなわれましたが、みな失敗に終わっています。とはいえ、アセチルコリンエステラーゼ阻害剤が症状を改善する可能性が示されたことは、認知症治療にとって大きな一歩でした。研究チームはこの知見を頼りに、認知症治療薬創出の長い旅に踏み出したのです。以下、**図2-6**を見ながらこの旅路をたどってみましょう。

図2-5 タクリン

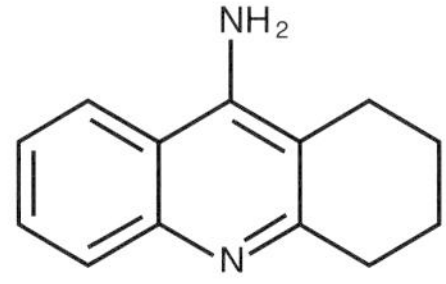

(4)シード化合物の発見・改良

　製薬会社の研究所には，今まで合成された多数の化合物が，いつでも各種試験に供せるようにストックされています。これを図書館になぞらえ，「化合物ライブラリー」とよびます。エーザイの研究チームはライブラリーにあった化合物を片端から試験し，アセチルコリンエステラーゼを弱いながら阻害する化合物❶(図2-6)を発見します。これが新薬発見の種，すなわち「シード化合物」となりました。

　合成チームは，化合物の阻害活性を改善すべく，さまざまに構造を変えた化合物を合成していきます。このときは，まず合成担当者が紙の上でどんな化合物にするかデザインを考え，それを一つ一つ合成して薬理担当者に阻害活性を検定してもらい，その結果を見て次のデザインを考え……という繰り返しの作業をおこないました。デザインは「ここの置換基をもっと大きくしたら，もっと酵素のポケットにフィットするに違いない」という理詰めの部分もありますし，とにかくたくさん作って「数撃ちゃあたる」方式が有効なこともあります。研究者の長年の勘が頼りになる場合もありますし，後述するようにコンピュータによる理論計算で最適な構造が導き出されることもあります。そうして合成したなかから，❶の窒素原子を炭素に変えた化合物❷が，もとの40倍も強い阻害活性をもつことが見出されました。さらにここから100以上の誘導体を合成した結果，エーテル結合をアミド結合に変換した❸が❷の6倍の活性をもつことがわかりました。これは新しく導入されたアミドのカルボニル酸素が，酵素内部の水分子と水素結合し，阻害活性の向上に寄与しているものと考えられます。水素結合の箇所が一つ増えると，だいたい数倍から10倍程度酵素への結合力が強まり，阻害活性が上がるといわれます。

　チームでは化合物❸を「リード化合物」と位置づけました。「シード」「リード」となる化合物に明確な基準があるわけではありませんが，一般に誘導体を作る「種」となる化合物を「シード化合物」，完成品にある程度

近づき，その後の研究の方向性を導くことになる化合物を「リード化合物」と呼んでいます。

図2-6 シード化合物からドネペジルへ

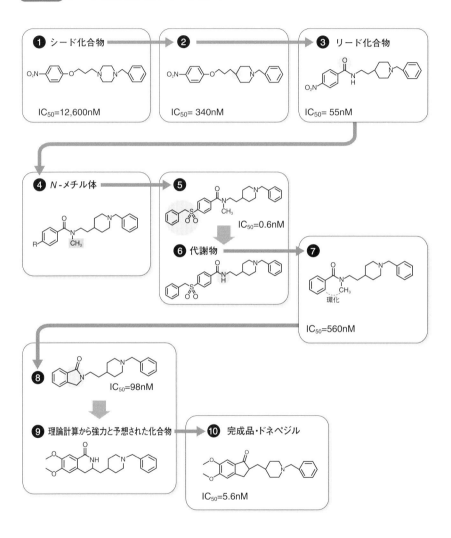

コラム2-2　サリンはコリンエステラーゼ阻害剤

COLUMN

1995年3月20日，東京都心部の地下鉄で毒ガスが散布される無差別テロが発生し，13人が死亡，約6300人が負傷した。世界を震撼させたこの事件で，用いられた毒ガスはサリンであった。

アセチルコリンなどのコリンエステル類は重要な神経伝達物質であり，神経細胞を興奮させる作用をもつが，用が済むとコリンエステラーゼによって分解される。このため，コリンエステラーゼは神経伝達，ひいては生体にとってきわめて重要な酵素である。

サリンはコリンエステルにやや似た構造をもつ。コリンエステラーゼに取り込まれると，活性中心に強く結合して不可逆に酵素作用を阻害してしまう。こうなると正常な神経伝達ができなくなり，呼吸障害やけいれんなどを引きおこして死に至る。コリンエステラーゼ阻害剤は，「毒と薬は紙一重」という言葉のよい事例といえる。

アセチルコリン　　　　　　　サリン

(5) リード化合物からの展開

さらなる改良の過程で，❹のように窒素にメチル基を結合させた化合物が強い活性を示すことがわかりました。Rの部分に大きな置換基を導入し，ついに $in\ vitro$ でのIC$_{50}$*¹が0.6 nMというきわめて強力な阻害剤❺が創り出されました。もとのリード化合物❶から約2万1000倍も活性が上昇したことになります。

ところが❺はin vitroで強い活性を示すにもかかわらず，in vivoでは思ったほどの作用がみられませんでした。検討の結果，❺の強力な活性のもとになっているメチル基が体内で代謝を受けて外れ，活性の低い化合物❻へと変化してしまっていることがわかりました。N-メチル基は，肝臓の酸化酵素の代謝作用を受けて外れやすいことが知られており，このため❺は生体内で思うように効力を発揮しないと考えられたのです。

　そこで代謝を受けにくいように，ベンゼン環とメチル基を結んで環にしてしまうというアイディアが出されました。そして❽が合成され，予想通り体内での安定性が高まっていることがわかったのです。「環化」という作戦が有効であったことから，この路線でさらにいくつかの化合物が合成されることになりました。

(6) ドネペジルの誕生

　ここでちょっとしたドラマがありました。この段階でコンピュータによる理論計算がおこなわれ，❾の化合物が強い活性をもつと予想されました。合成担当者はベックマン転位[*2]とよばれる反応を用いてこれを合成したのですが，もののついでに転位反応をおこなう前の中間体❿も提出し，活性試験を依頼したのです。それまでの結果ではこうした鎖の短い化合物は効かないと思われていたのですが，思いもよらないことに，IC_{50}が5.6nMという強い活性を示したのです。さらには体内動態も良好で，認知症モデルラットを用いた試験でも優秀な成績をおさめました。気になる副作用も弱いものであったため，チームはこれを開発候補品として選択しました。そして当初「もののついで」であったこの化合物こそが，のちの画期的新薬・塩酸ドネペジルとなりました。もともと有望と思われていた❾のほうは，まったく期待外れの活性しかなかったということですからおもしろいものです。この研究者が別のルートで❾を合成していたら，また「ついでに❿」を提出していなかったら，世界70か国以上の認知症患者を救った新薬・塩酸ドネペジルは世に出ていなかったかもしれません。成

*1 　IC_{50}
50%阻害濃度。ある酵素のはたらきを50%阻害する阻害剤の濃度のこと。阻害剤の強さの指標として用いられる。数字が小さいほど強力な阻害剤である。

*2 　ベックマン転位
ケトンにヒドロキシルアミンを作用させてオキシムとし，酸性条件下などで転位させてアミドを得る反応。形式として，もとのケトンの隣にNHが割り込んだ形の生成物が得られる。

功した医薬にはこのような「ちょっとした幸運」が作用することが多く，それを逃さずつかまえるのも研究者の能力の一つかもしれません。

　もちろんここで述べたのは，エーザイチームがおこなった試行錯誤のごく一部にすぎません。塩酸ドネペジルのような比較的シンプルな分子でも，創出には非常に紆余曲折があり，この構造にたどり着くまでに5年半の歳月が費やされています。世に出た医薬の多くは，こうした過程を経て「ただの化合物」から「医薬」へと進化を遂げてきたのです。

(7) 市場への狭き門・臨床試験

　有力な化合物が得られたら，いよいよヒトに対する効果を確認する臨床試験に入ります。臨床試験は図2-7に示す3段階から成っています。映画やドラマなどフィクションの世界では，いい加減な臨床試験のためにおこる悲劇がよく描かれていますが，実際の試験は一般の想像をはるかに超えて厳密です。

　まず臨床試験に入る化合物は，複数の動物で毒性・体内動態が確認されている必要があります。さらに臨床試験は万一の事故に備え，緊急対応ができる病院などの施設で行われなければなりません。また医薬品候補化

図2-7 臨床試験

第Ⅰ相
まず健常人に投与し，安全性を確認する。低用量から服用を開始し，少しずつ投与量を増やして慎重に毒性の有無を調べる
抗がん剤など，明らかに副作用が予想される場合には，健常者ではなく患者で試験をおこなうこともある

第Ⅱ相
第Ⅰ相で安全性が確かめられた薬剤を，実際に患者に投与して治療効果・安全性を確認する段階
前期では軽症の少数の患者に，後期ではより多数の患者に投与され，最適用量などが決定される

第Ⅲ相
偽薬を用いて二重盲検法をおこなうなど，より精密かつ大規模な試験によって，新薬としての価値判定をする
単に有効というだけでなく，いままでの薬剤より優れていると認められないかぎり，新薬としての承認は下りない

４
以上のデータをもって厚生労働省に新薬としての申請をおこない，承認を受ける
また承認・市販後もデータ収集し，安全性などについて常に監視することが義務づけられている（第Ⅳ相臨床試験ともいう）

通常，臨床試験には3〜7年，申請から認可までには1〜2年を要する。

合物の製法も，完全な管理のもとにおこなわれていることを実証する必要があります。

　第Ⅰ相試験では，いきなり患者に投与するのではなく，まず健康な志願者を相手に量を変えながら投与し，安全性および体内動態の確認をおこないます。また第Ⅰ相試験に入る前に，きわめて少量（0.1mg以下）を健康な人に投与し，体内動態などをより慎重に確認するケースもあります（第0相試験といいます）。

　第Ⅱ相試験で初めて，候補化合物が目的の病気の患者に投与されます。

ふつう，第Ⅱ相は前期と後期に分かれ，前期では安全性・有効性・薬物動態などの瀬踏み検討，後期では薬効のようすや適応症の検討，用量の設定などがおこなわれます。

そして最後の第Ⅲ相で，候補化合物がどこまで有効か本格的に検討されます。現在その病気に対して処方されている標準的な治療薬（対照薬）と比較し，勝ることを実証しなければなりません。また予期せぬ副作用などがないか，さまざまな面から検証されます。これらの臨床試験を通じて蓄積したデータ（書類）は，最終的にトラック1台分といわれるほど膨大なものになります。

生命に直結する製品である医薬品に，品切れは何があっても許されません。ですから，高品質な医薬を継続的に生産できる体制を整えているかどうかなども審査の対象になります。十分な安全性と有効性が実証できれば，医薬品としての認可申請を提出し，承認が下りれば晴れて医薬として世に出ることになります。

ただし，これでもう安心というわけにはいきません。市場に出れば，それまでとは桁違いに多数の患者が服用することになります。なかには合併症をもつ人がいたり，他の薬と一緒に服用する人がいたりなど，臨床試験段階では試されなかったケースにも直面します。市販後もさまざまなデータを収集して，「こうしたケースではこういう副作用が出た」などといった安全性の監視が引き続きおこなわれます。これを第Ⅳ相臨床試験（市販後サーベイランス）と呼ぶこともあります。

(8) 公正な臨床試験のために

臨床試験のデータは，やりようによっては都合よく操作することも可能です。たとえば，比較対照となる薬を重症患者が服用し，新薬候補化合物を軽症の患者が飲むようにすれば，いかにも薬効があったかのようなデータになってしまいます。こうした不正を防ぐため，ランダム化という操作が重要になります。対照薬と新薬候補化合物のそれぞれを服用する人に偏り

がないよう，無作為に割り付けるようにすることです。

　また，人間にはプラセボ効果があるので，これにも留意する必要があります。人体とは不思議なもので、効能があると信じて飲むと、ただの小麦粉の玉でも本当に効果が出てしまうことがあるのです。これが、医薬品候補化合物の正確な力量をはかる邪魔をしてしまうのです。

　そこで，自分の飲む薬は対照薬であるか新薬候補であるか，患者には知らせないで臨床試験をおこなうことになっています。また試験を実施する側がプラセボかどうかを知っていると，データの取り方に影響が出てしまう可能性があるので，どちらを処方したのか知らせないで試験をします。被験者・試験者双方が「目隠し」をした状態ですので，「二重盲検試験」（ダブルブラインドテスト）とよばれます。なんとも手間のかかる話ですが，こうした努力によって試験の公正性が保たれているのです。

(9)臨床試験の高い壁

　臨床試験成功の鍵は，試験のデザインにあります。目的の病気のどの症状に的を絞り，どのようなデータを出して有効性を実証するか，計画の立て方によって医薬候補化合物の運命は大きく変わります。

　他の動物と人間では，もっているタンパク質の構造や組成，代謝機構などさまざまな点で違いがあります。このため，人間に投与したときの有効性予測は非常にむずかしいのが現状です。臨床試験に入った化合物のうち，新薬として承認されるのは約10〜20分の1といわれます。近年，副作用の確認がさらに厳しくなっていることもあり，この確率はさらに下がる傾向にあります。また臨床試験にかかる時間，データの精査と承認に要する時間も長くなる一方で，改善の必要性が指摘されています。2006年には，ファイザーが800億円以上を投じた新薬「トルセトラピブ」の臨床試験が失敗に終わり，大きな話題となりました。トルセトラピブ(**図2-8**)は，認可されれば年間売上1兆円以上の超大型新薬になると見込まれていたのですが，臨床試験で投与された患者の死亡率が上がることがわかり，

図2-8 トルセトラピブの構造式

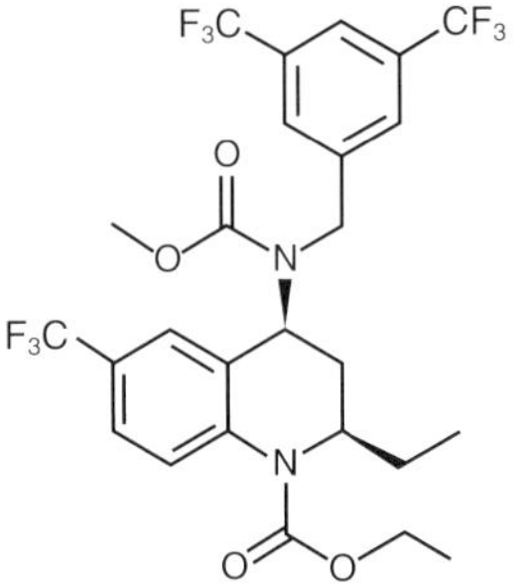

トルセトラピブはコレステロールエステル転送タンパク質のはたらきを阻害することで，体内のLDL（いわゆる悪玉）コレステロールの値を下げ，HDL（いわゆる善玉）コレステロール値を上昇させる。コレステロール生合成阻害剤のアトルバスタチンと組み合わせることによって，心血管疾患の治療に役立つと期待されていた。

断念せざるをえなくなりました。この詳しい原因はわかっていません。医薬開発にはどうしても，このような「賭け」の要素がつきまといます。

以上が医薬誕生までの道のりの大枠です。現在では一つの医薬が完成するまでに，平均して12〜15年の歳月と，3000億円の費用を要するといわれています。医薬創出はチームプレイであり，さまざまなジャンルの専門家のベクトルが一つにならないと成功しない大事業です。多くの人びとの実力，根気，そして運も味方しないと，新薬は生まれません。逆にいえば，難易度が高いからこそおもしろいことも多く，社会の役にも立つという意味で，研究者として大変やりがいのある仕事であるといえます。

> **本章のまとめ**
>
> - 適切なターゲットタンパク質の選択，評価系の構築が新薬創出の鍵
> - 合成研究者は，試行錯誤を重ねてシード化合物を改良し，最適の一点を探し出す
> - 新薬誕生の確率は2万分の1，15年の歳月と3000億円の費用を要する

第3章

医薬の
ベストバランス

A Guide to Medicinal Science

(1)「完全生物」はなぜいない？

　生命は40億年ほど前に誕生し，生存競争を勝ち抜くために進化を積み重ね，さまざまな能力を獲得してきました。敵を一撃でなぎ倒すパワーをもつクマ，時速百数十キロでサバンナを駆けめぐるチーター，強力な飛翔能力と鋭い目で獲物を狩るワシ，硬い甲羅で防御を固めたカメなど，生命はその歴史のなかで多様なスタイルを生み出してきました。

　しかし生物がずっと進化し続けているならば，これらの能力をすべて兼ね備えた，「究極の生物」が登場してもよさそうに思えます。しかし過去にも現在にも，まるで「キメラ」か「鵺」のようなスーパー生命体が現れたことは一度もありません(**図3-1**)。それはいったいなぜなのでしょうか？

　実のところ，一個の生命がいくつもの飛び抜けた力を併せもつことは，体のバランス上できない相談なのです。クマのようなパワーをもつためには頑丈な骨格と強大な筋肉が必要であり，この巨体で空高く舞い上がるのは不可能でしょう。カメのような硬い装甲はどうしても重たくなり，素早く駆けまわるには無理があります。またすべてに強力な能力をもつとエネルギー消費なども増えますので，生物としてさまざまな無理が生じます。結局，生物が飛び抜けた能力をもてるのはせいぜい一つか二つで，ほ

図3-1 キメラと鵺

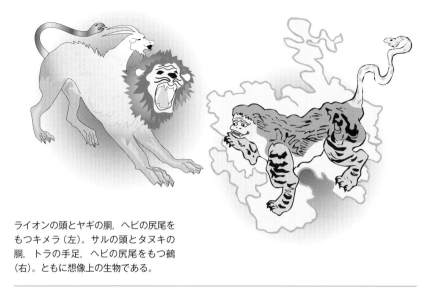

ライオンの頭とヤギの胴，ヘビの尻尾をもつキメラ（左）。サルの頭とタヌキの胴，トラの手足，ヘビの尻尾をもつ鵺（右）。ともに想像上の生物である。

かはそこそこの能力をバランスよく保持する形に落ち着くのが進化の必然なのです。

創薬科学をテーマとするこの本で，なぜ一見関係ない生物の進化の話をもち出したのか――。実は，巨大で強力なばかりでは成功せず，バランスこそが重要という点において，医薬と生物の進化には共通点があるからなのです。

(2) 監視網vs医薬

医薬分子は，水素結合・疎水結合などの力でタンパク質分子に結合して，そのはたらきを調整します。しかし医薬は，ただタンパク質と強く結びつきさえすればよいというものではありません。医薬は多くの場合，口から飲むという形で投与されます。消化管に入った医薬分子は胃腸で吸収され，血流に乗って肝臓へ運ばれて代謝を受け，再び血流に乗って全身の

隅々へと行き渡り、最終的に患部へ届きます。この過程で、医薬分子は消化液・細胞膜・代謝酵素などいくつもの関門をくぐり抜けねばなりません。なかでも医薬にとって、最大の鬼門といえるのは肝臓です。胃腸から吸収された化合物は、門脈を通ってまず肝臓へ直行します。肝臓ではさまざまな種類の代謝酵素が待ち構えており、異物と判定された分子を代謝・分解してしまうのです。具体的には、異物に酸素原子や糖を取りつけ、水に溶けやすくして体外に流し出そうとします。薬剤も体にとっては異物ですから、これら代謝酵素のターゲットになりえ、構造しだいではすぐに代謝・排泄されて効き目を失ってしまいます。つまり医薬分子は、代謝を受けにくい丈夫な化合物である必要があるのです。

また脳の場合はさらに特別で、血液脳関門という血液中の異物を遮断する厳しいバリアが存在しています。つまり中枢に作用する医薬は、これを突破できる構造——すなわち分子量が小さく、脂溶性が高い構造である必要があります。一例を挙げると、アドレナリンは分子内に三つのヒドロキシ基もつため水溶性が高く、血液脳関門を通過しません。しかしここからヒドロキシ基を取り除き、メチル基を加えて脂溶性が増したメタンフェタミンは、容易に血液脳関門を突破し、強い中枢神経興奮作用をもちます(図3-2)。このため、メタンフェタミンは覚醒剤として厳重な取り締まりの対象となっています。

このように人体にはさまざまな防御機構が備わっていて、その監視をかいくぐれる化合物だけが、医薬として成立しうることになります。しかしそのためには、いくつもの矛盾した条件をクリアしなければなりません。

図3-2 アドレナリン(左)とメタンフェタミン(右)

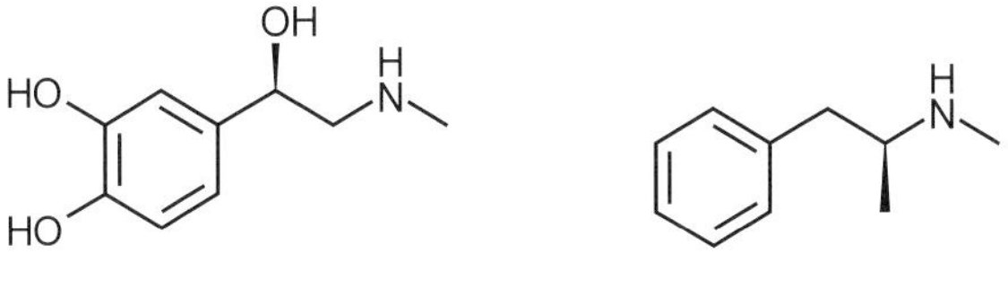

タンパク質との結合力という観点だけからすれば、医薬となる化合物は大きければ大きいほどよいといえます。大きな分子はその分ターゲットタンパク質に結合できる箇所が多くなりますし、よく似た多数のタンパク質から正しいターゲットだけを正確に認識するのにも当然有利になります。しかし大きな分子は膜を通過しにくいため、消化管からの吸収、血液から細胞内への浸透がむずかしくなります。つまり体内への吸収・分配を考えた場合には、医薬分子は基本的にサイズが小さいほうが都合がよいということになります。

　また人体の6割は水ですから、水に溶けないことには医薬が作用点まで届きません。一方、脂質でできた細胞膜を医薬分子が通過するためには、ある程度の脂溶性が必要です。しかしあまりに脂溶性の高いものは、肝臓で酸化酵素によって代謝され、その効力を失う可能性が高くなります。これは脂溶性の異物は脂肪に溶けて体内に蓄積しやすいため、水溶性を高めて体外に流し出そうとするはたらきによるものです。血液中のアルブミンも、脂溶性の高いものをその表面に吸着する性質があります。

　このように医薬分子は、その分子サイズ・水溶性など、局面によってまったく逆の性質が求められるのです。

　投与された薬物のうち何％が血中に入り、生体に利用されるかを「バイオアベイラビリティ（BA、生物学的利用能）」といいます。薬物を注射などで静脈内に直接投与する場合にはBA 100％となりますが、経口投与では上記の関門があるため必ず利用能は低下します。また、動物とヒトではBAが大きく異なるケースも少なからず存在し、臨床試験失敗の大きな要因となります。代謝作用は、年齢や人種、個人によっても差が大きく、効き目の違いとして現れてきます。これらの差は、創薬研究者や医師を悩ませる大きな要因になります。

　体内での薬物の吸収・代謝・輸送・排泄などの一連の過程を「薬物動態」とよびます。いかに薬物動態に優れた化合物をデザインするかは、創薬研究者にとって最大の課題の一つです。

(3) 宿命的ジレンマ

　創薬のスタート地点となる「シード化合物」は，当然，最初から医薬に必要なすべての要素を備えているわけではありません。構造変換を繰り返して欠点を少しずつ改善し，ベストの化合物をめざすのですが，医薬の場合これが一筋縄ではいきません。自動車のように多くの部品から成り立っている製品であれば，欠点改善は部品の交換，追加によって比較的容易にできます。パワーが低いと思えば高出力なエンジンに取り替え，騒音がひどければ防音用の部品を取りつければ済む話です。

　しかし原子数十個だけというわずかな情報量しかもたない医薬においては，単純に1か所を取り替えても問題は解決しません。たとえば分子の脂溶性を上げたければ，どこかに長いアルキル鎖をつければよいのですが，それによってタンパク質との結合が邪魔され，活性が落ちてはなんにもなりません。また新たな原子団を導入して in vitro での活性が上がっても，そのために代謝を受けやすくなったら，体内ではさっさと分解されて効力を発揮しません。医薬創出の過程においては多かれ少なかれ，こうした「あちらを立てればこちらが立たず」というジレンマに悩まされることになります。

　結局，創薬という過程は，相反する条件の間でなんとかバランスをとり，最適な一点を探し出す作業であるといえます。鵺やキメラが存在しないのと同じで，すべてにおいてパーフェクトという化合物はありえません。最強の化合物を育て上げるのではなく，ベストの妥協点を探りあてるのが創薬という仕事の本質なのです。

(4) リピンスキーのルール・オブ・ファイブ

　かつては活性・物性に優れた化合物のデザインには，経験を積んだ化学者の勘やセンスだけが頼りでした。しかし化合物の各種性質を数値化し，これを指標としてデザインに役立てる試みが進められています。なかでも有

名なのは，1997年にファイザー社のリピンスキーが発表した経験則です。

彼は臨床試験がおこなわれた医薬候補2245化合物の各種ファクターを調べ，どのような性質をもつ化合物が医薬として適当なのか検討しました。結果，以下の四つの条件を満たす化合物は生体膜を透過しやすく，*in vivo* でも有効である可能性が高いと発表したのです。

(1) 水素結合供与体 (OH, NH) の数が5以下
(2) 分子量が500以下
(3) log*P* (**コラム3-1**) が5以下
(4) 水素結合受容体 (N, O原子の数) が10以下

コラム3-1　重水素化医薬の登場
COLUMN

創薬研究では，まず基本となる骨格を見つけ出し，そこに結合している「枝葉」の置換基をいろいろと変換しながら改良を重ねていくことが多い。適切な置換基を導入することで，化合物は標的タンパク質に結合しやすくなり，水溶性や膜透過性などのファクターを望むように調整できる。

代謝位置をブロックするために，置換基を導入することもある。ある化合物が，*in vitro* で高い活性を示すものの，体内ではすぐに代謝を受けて効果を失うことはよくある。代謝にもいろいろな形式があるが，C-H結合が切断されて酸化を受けるケースは多い。これを防ぐため，代謝を受ける位置の水素原子を，フッ素原子や塩素原子，メチル基などで置き換えることがよくおこなわれる。

ただしこれらの原子や置換基は，サイズや電子的性質が水素原子とは大きく異なっているため，分子全体の性質に望ましくない影響を与えてしまうことが少なくない。たとえば塩素原子を一つ導入す

るだけで，化合物の水溶性が数分の一程度に落ちてしまうこともある。

そこで近年，水素原子の代わりに重水素（D）を導入する工夫がおこなわれるようになった。C-D結合は，C-H結合に比べて6～10倍ほど反応が遅く，このため体内でも代謝を受けにくい。しかも重水素は通常の水素と比べ，サイズや電子的性質はほぼ変わりないため，分子全体の性質にほとんど影響を与えることなく，代謝を抑制することができる。

代謝分解が防がれることで，体内での持続時間が長くなり，投与回数を減らすなどのメリットにもつながりうる。毒性のある代謝物生成を抑制できれば，副作用軽減も期待できる。また薬物相互作用を抑制できたなどの報告もある。

2017年，史上初めて構造式に重水素を含んだ医薬・デューテトラベナジンが米国で認可された。これは，既知のハンチントン病治療薬テトラベナジンについている水素原子六つを，重水素に置き換えた構造を持つ。デューテトラベナジンは母体であるテトラベナジンに比べて副作用を軽減させるといった結果が出ており，このため独立した新薬として承認がなされた。こうしたケースも含め，重水素を含んだ医薬は今後も登場するものと思われる。

テトラベナジン（左）とデューテトラベナジン（右）

このルールは登場する数字がすべて5の倍数であるため,「リピンスキーのルール・オブ・ファイブ」とよばれます。もちろんこれはあくまで経験則であり,絶対的な基準ではありませんが,目安としてはかなり有効であるため,現在創薬の現場に広く受け入れられています。たとえば彼らが調べた化合物のうち,上記の条件(2)・(3)の両方を満たさない化合物はわずか1%にすぎませんでした(図3-3)。

図3-3 おもな医薬のファクター

▲ 水素結合供与体　△ 水素結合受容体

オメプラゾール(プロトンポンプ阻害剤)

水素結合供与体 1　　分子量 345
log*P* 1.80　　　　水素結合受容体 5

**アトルバスタチン
(HMG-CoA還元酵素阻害剤)**

水素結合供与体 4　　分子量 559
log*P* 4.22　　　　水素結合受容体 4

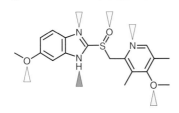

アムロジピン(カルシウム拮抗剤)

水素結合供与体 3　　分子量 409
log*P* 3.72　　　　水素結合受容体 4

**パロキセチン
(選択的セロトニン再取り込み阻害剤)**

水素結合供与体 1　　分子量 329
log*P* 3.89　　　　水素結合受容体 4

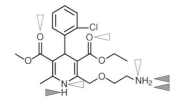
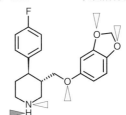

代表的な医薬の各ファクターを調べると,ほとんどがリピンスキーのルール内に収まっていることがわかる。なお水素結合受容能は周辺の置換基などによって変化するため,この数は絶対的なものではない。

*1
C=Cなどの二重結合やアミドのC-N結合などは，一般に回転できない。また分子が環状の構造をとっていると，その環を成す結合は制限を受けて自由回転できない。「回転可能な結合」とは，これら以外の自由に回転できる結合をさす。

リピンスキールールには例外もあります。たとえば大きな環状骨格をもつ化合物は，ルールを大きく逸脱していても，高いBAを示すことがあります。これは長い鎖状でにょろにょろと動く不定形の分子よりも，環になってしっかりと形が決まっているもののほうが膜透過に有利であるためと解釈できます。マクロライドとよばれる大環状化合物に，抗生物質・抗がん剤など医薬として成功しているものが多いのは，一つにはこうした有利さがあるためと考えられます。

そのほか，回転可能な結合*1を一定数以上含む化合物は，$in\ vivo$で無効であるケースが多いことが指摘されています。これもまた，ある程度しっかりと形の決まった化合物のほうが，膜透過やタンパク質との相互作用の際に有利であることの現れといえるでしょう。

(5) 体内で変身する医薬プロドラッグ

しかし，活性と体内動態がどうしても両立できないケースは少なくありません。こうした場合，「プロドラッグ」という技法が用いられることがあります。たとえばカルボキシ基をもった化合物は極性が高いため，一般に膜を透過しにくい弱点があります。そこで，カルボキシ基を脂溶性の高いエステル基に変えた形で投与する手段を用います。化合物は腸管から吸収されたあと，肝臓などで代謝を受けてエステル結合が切断され，活性本体であるカルボキシ基となります。この場合，エステル体を医薬前駆体，すなわち，プロドラッグとよびます。本来医薬創りの敵である，代謝作用を逆手にとった技術です。

図3-4　プロドラッグの例

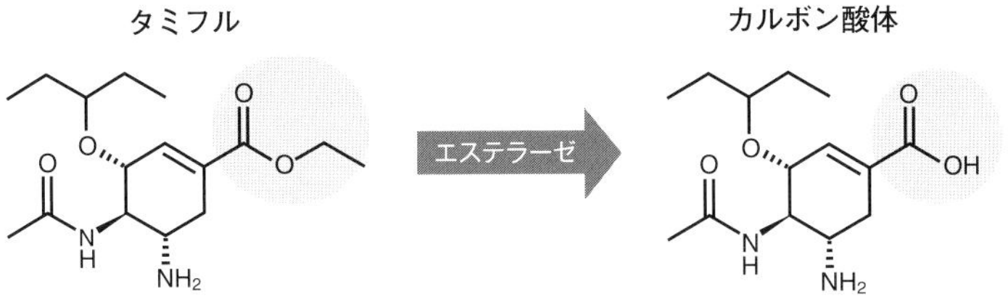

タミフル → **カルボン酸体**

（エステラーゼ）

タミフル（左）はエステルが切断されることによって，活性本体のカルボン酸体（右）となりターゲットタンパク質に結合する。

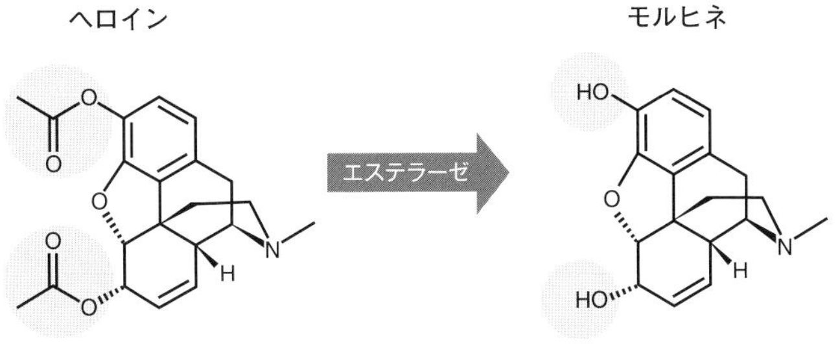

ヘロイン → **モルヒネ**

（エステラーゼ）

モルヒネ（右）は脂溶性が低いため脳内移行性が低いが，アセチル化してヘロイン（左）となることで脳へ入りやすくなり，効果が高まる。脳内でアセチル基は切断され，活性本体のモルヒネに変化する。

　プロドラッグの実例として，有名なものではリン酸オセルタミビル（商品名タミフル）があります。タミフルはエチルエステルの形で投与され，吸収された後に体内でエステル結合が切断されて真の活性種となります。またモルヒネをアセチル化することで脳への移行性を高めたヘロインなども，プロドラッグの一種に分類できます（**図3-4**）。

　このほか，安定化や溶解性改善のために，薬剤分子を他の化合物に包接させて投与する技術や，徐々に溶けてゆっくりと薬剤を放出する製剤技術によって，長時間血中濃度を保つ方法なども開発されています。これらの技術が進歩することで，今まで不可能だった医薬がいくつも実現できる可能性があり，おおいに将来を期待したいところです。

本章のまとめ

- 医薬はターゲットタンパク質に作用するというだけでなく,体内に適切に吸収・分配・排泄されるものでなければならない

- 創薬は最強の化合物を創るのではなく,ベストの妥協点を探す仕事

- 構造と体内動態の関係の指標として,リピンスキールールなどが提案されている

第4章 A Guide to Medicinal Science

創薬を支える 新技術

先述の通り，医薬となる化合物には多くの条件が求められます。しかしなんといっても第一に求められるのは，ターゲットとなるタンパク質に強く結合し，そのはたらきを調整する能力です。このため，強い結合力をもつ化合物を効率よく創出する技術の開発には，常に大きな力が注がれています。本章ではそのなかでもとくに重要な，SBDDとコンビケムという二つの技術について述べましょう。

(1)膨大な可能性

創薬研究者は，リード化合物をもとにさまざまな構造変換を施し，理想の化合物に近づけていくといいました。しかし理論上では，比較的小さな化合物でも膨大な構造変換の可能性があります。たとえば，フェニル基の

図4-1

フェニル基一つだけで膨大な置換基の可能性がありうる

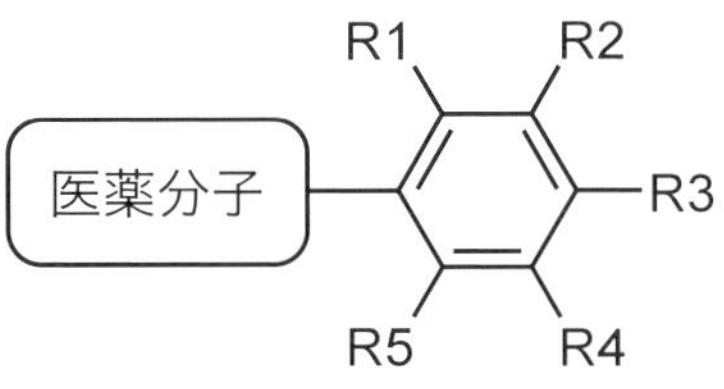

五つの水素原子（H）をそれぞれ10種の官能基で置き換えてみるだけでも，理論上10^5＝10万通りの組合せがあることになります（**図4-1**）。これらをすべてしらみつぶしに合成していたのでは，100年かかっても薬など創り出せません。なんとかうまく可能性を絞り込み，構造変換を効率よく進める手段が求められています。

(2) SBDDとX線結晶構造解析

　絞り込みの手段としてもっともよいのは，結合相手のタンパク質の詳細な構造を知ることです。どの程度の原子団が収まるスペースがあるのか，どんな官能基なら強く相互作用するのかを正確に見極められれば，医薬の分子設計に大きな力となります。このようにタンパク質の構造をもとに薬剤をデザインする手法を「SBDD（Structure-Based Drug Design）」と呼んでいます。

　分子の立体構造を解明する手法としては，X線結晶構造解析が有名です。ある化合物の結晶にX線ビームを照射し，その回折像から分子の構造を割り出すというものです。開発以来すでに100年近い歴史がありますが，化合物の正確な構造を知ることができるという点に関しては，今でもこの方法の右に出るものはありません。

　タンパク質については，結晶化がむずかしく，その分子量の大きさから回折像の解析も困難であるため，長らく創薬のための技術としては利用されていませんでした。しかし近年，結晶化法やコンピュータ技術の発達によって解析がかなり容易になり，一企業のレベルでも使用可能な手法に変わってきています。

　SBDDによって創り出された薬はいくつもありますが，たとえば成功例としてはノイラミニダーゼ阻害による抗インフルエンザ薬があります。インフルエンザウイルスは細胞内で増殖し，ノイラミニダーゼという酵素のはたらきによって細胞から放出されます。つまりこの酵素を阻害してやれば，ウイルスが細胞から放出されず，結果，増殖を食い止めることが

図4-2　ノイラミニダーゼとNeu5Ac2enの複合体

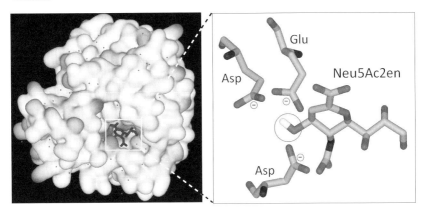

右は，ノイラミニダーゼの活性中心付近。○で囲んだヒドロキシ基の周辺に，三つのカルボキシ基が接近して存在している。

できると考えられます。

　ノイラミニダーゼのターゲットはシアル酸という糖の一種ですので，これに似せた化合物が阻害剤の候補になります。そのなかでNeu5Ac2enという化合物が，弱いながらノイラミニダーゼに対する阻害活性を示すことがわかりました（図4-2左）。しかしその阻害活性改善を目的とした構造変換には，前述のように膨大な可能性が考えられます。これを絞り込むため，Neu5Ac2enとノイラミニダーゼとの複合体の結晶化がおこなわれ，構造解析がなされました。

　その結果，Neu5Ac2enの4位ヒドロキシ基の近くに，ノイラミニダーゼのカルボキシ基三つが接近していることがわかりました（図4-2右）。カルボキシ基はマイナスの電荷をもちますから，中性のヒドロキシ基の代わりにプラス電荷をもつ官能基を導入すれば，イオン結合の作用によって阻害活性が向上すると予想されます。

　実際にヒドロキシ基の代わりにアミノ基を導入した化合物は，もとのNeu5Ac2enの20倍，さらに強くプラス電荷を保持するグアニジノ基に変

えたものは5 000倍もの阻害活性を示すことがわかりました**(図4-3)**。この後者の化合物こそが，タミフルと並ぶ抗インフルエンザ薬として用いられる「ザナミビル」(商品名リレンザ)です。

このようにSBDDの手法を活用することで，これまで研究者の勘と試行錯誤に頼っていた構造変換を，ピンポイントに絞って効率よくおこなうことが可能になりました。SBDDはいまや創薬分野において，不可欠の手法に成長しています。

また，既存の化合物の改良にとどまらず，コンピュータ上で一から新しい医薬候補化合物を見つける方法も研究が進んでいます。たとえば多数の化合物をコンピュータ上で順次タンパク質にあてはめ，その結合力を理論計算によって調べるといった手法です。こうしたコンピュータ上での実験を，*in vitro, in vivo*という言葉と対比させ，「*in silico*（シリコンチップ内）スクリーニング」と呼ぶこともあります。

図4-3 Neu5Ac2enとザナミビル

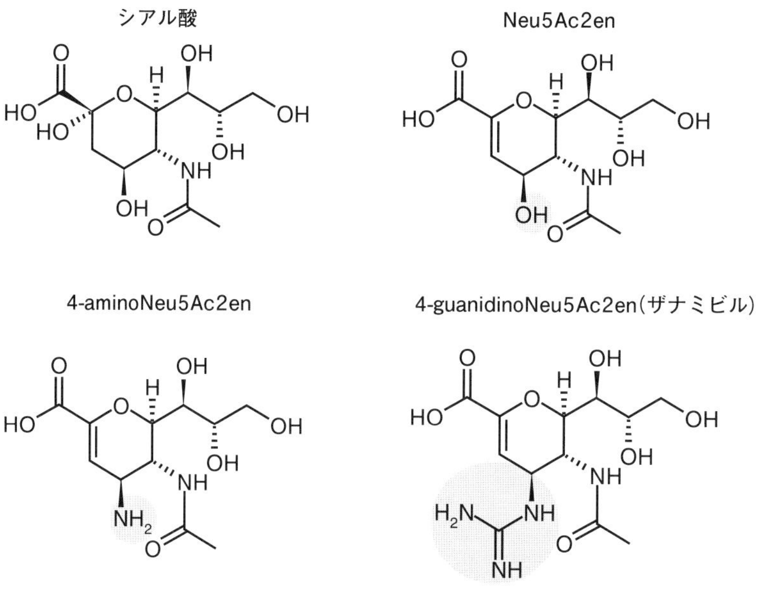

シアル酸　　　　　　　　　　　　Neu5Ac2en

4-aminoNeu5Ac2en　　　　　4-guanidinoNeu5Ac2en(ザナミビル)

(3) SBDDの限界

ただしSBDDも万能ではありません。まず、先に述べたようにタンパク質の結晶化は困難で、ある程度運に頼らざるをえないという点があります。とくに細胞膜に埋まる形で存在している膜タンパク質は、単離・結晶化がむずかしいことが知られています。現在、タンパク質データバンクには13万種近いタンパク質の立体構造データが登録されていますが、膜タンパク質のデータはそのうちわずか700足らずです。シグナル伝達阻害剤など、創薬ターゲットとして、膜タンパク質はさらに有望となると考えられており、今後その解析は大きな課題です。

また、X線結晶構造解析で得られる構造は、あくまでタンパク質分子が結晶の形に固定されて詰まった姿であり、細胞内のタンパク質とは立体構造が異なっている可能性もあります。タンパク質はわれわれが想像するよりもずっとダイナミックに動いており、基質や阻害剤と結合すると、もととは大きく異なった形態になるものも珍しくありません。こうした場合には、タンパク質だけの構造情報が得られても、参考にならないどころかデザインの方向性がまったく間違ったほうへ誘導されてしまう可能性さえあるのです。

ただし、結晶化や構造解析の技術は現在も進展中であり、以前よりはるかに速く必要な情報が得られるようになってきています。またタンパク質を結晶化させるのではなく、核磁気共鳴（NMR）スペクトルなどの手段によって、溶液中での薬剤分子との相互作用を解析する手法も開発されています。今後もSBDDは、創薬分野においてさらにその存在感を増していくものと思われます（コラム4-1, 4-2）。

(4)「組合せ化学」とは

一方、こうした精密設計とはまったく逆の手法も取り入れられています。1990年代から発展した、コンビナトリアルケミストリー（略称コンビケム）

コラム4-1　X線結晶構造解析とNMR

　X線結晶構造解析は，タンパク質・薬剤分子の完全な構造情報が得られるので，創薬への応用においてもっとも有効な武器となる。

　X線結晶構造解析における最大の技術的難関は，結晶作製の段階にある。任意の化合物を結晶化させる確実な方法は存在せず，とくに複雑で柔軟な構造をもつタンパク質は低分子よりはるかに結晶化がむずかしい。また結晶化のためには，高度に精製されたタンパク質が大量（数十mg）に必要となる。しかし近年では結晶化条件のスクリーニング技術が進み，かなり高い確率で解析に適した結晶が得られるようになった。また強力なX線源が開発されたことで，0.1～1mmという微細な結晶さえあれば，高解像度の構造情報が取得できるようになっている。

　一方NMRは，数mg～数十mgのタンパク質試料を，水（重水）に溶かすだけで測定が可能である。溶液であるため，pHや塩の濃度などの条件をある程度自由に変更して測定できる利点も大きい。結合する相手となる薬剤分子の濃度を変えながら実験し，タンパク質構造の変化を追うといったことも可能である。

　しかしNMRでは完全な構造情報が得られるわけではなく，原子間の相互作用を測定することによって，間接的に構造を推定することしかできない。またNMRはその原理上，検知できるのは ^{13}C や ^{15}N といった天然にはまれな同位体のみである。そこで感度を高めるため，あらかじめこれらの同位体で標識したアミノ酸を用いてタンパク質を調製する必要がある。またNMR法で解析可能なタンパク質のサイズは，今のところ分子量4万程度が上限という制約もある。

　このように両解析法にはそれぞれの長所と短所がある。これらを相補的に活用することで，より効率のよい創薬が可能になるといえる。

*1 固相合成
ポリスチレンなどの固体表面に化合物を結合させて反応をおこなうこと。合成反応終了後に固体から化合物を切り出し，活性を検定する。

とよばれる技術がそれです。コンビケムは一挙に多種類の化合物を合成し，スクリーニングによって活性の高いものを選ぶ方法です。SBDDが体に合わせたスーツをオーダーメイドで作る方法なら，コンビケムは色もサイズもたくさんそろった量販店で，自分に合った服を探すやり方といえます。

といっても，ただやたらにたくさんの化合物を作るのでは意味がありません。化合物群を有効に活用するためには，図書館で本に番号をつけて整理するのと同じように，各化合物の化学構造を把握できるように管理して合成をおこなう必要があります。このように整えられた化合物群を，図書館になぞらえて「ライブラリー」と呼んでいます。

たとえば，A・B・Cという3パーツからなる化合物があり，各パーツには数種類ずつのバリエーションがもたせられるとしましょう。しかしこれを一つ一つ手作業で連結させてそれらの組合せを作ろうとすると，大変な手間ひまになります。コンビケムは，固相合成*1という技術を応用し，各パーツの組合せをまとめて作り出してしまう技術です(**図4-4**)。もし各パーツが20種ずつなら20^3で8000化合物，100種ずつならなんと100万種もの化合物を，比較的少ない手間で合成できることになります。

(5) コンビケムの現在

コンビケムにも限界があります。まず，固相合成では副生成物の除去がむずかしく，合成段階が増えると副生成物の種類が大幅に増えるため，あまり複雑な化合物は作れません。また，固相合成は通常の液相合成にくらべて技術的に使用可能な反応がかぎられます。これらの制約のため，コンビケムで信頼性を保って作れる化合物の範囲はかなり狭くなってしまうのが現状です。

図4-4 コンビケムの概念図

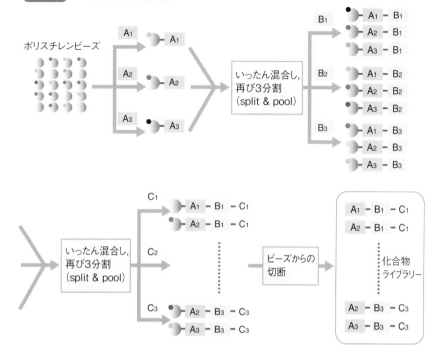

3種ずつのバリエーションで，27化合物のライブラリーを作る場合を示す。ポリスチレンなどの表面に，化合物を導入できる部位を多くもつ粉末状のビーズを用意する。ビーズをまず三つに分け，A_1〜A_3の3種のパーツを導入する。ビーズをいったんすべて混ぜ合わせ，再び三つに分ける（スプリット＆プール）。それぞれにB_1〜B_3の第2のパーツを導入すると，3×3＝9種類の化合物ができる。同じ操作をもう一度繰り返してC_1〜C_3のパーツを結合させると27種の化合物ができる（同じビーズには必ず同じ化合物がついていることに注意）。最後にビーズから化合物を切り出せば，27種の化合物ライブラリーが得られる。

各ビーズには「タグ」とよばれる目印がつけられ，どのビーズにどの化合物が結合しているかわかるよう工夫されている。

　サイズ・安定性など，医薬として適当な性質をもつ化合物の数は，計算上10^{60}を超えるとされます。コンビケムで作ることのできる数万の化合物のライブラリーは，広大な「化合物の宇宙」のごく狭い範囲だけを，高密度でカバーしているだけになりかねません。いってみれば，日本で一番高い山を探したいのに，10km四方のエリアだけくまなく探すことしかできない

コラム4-2 フラグメント・ベースド・ドラッグ・デザイン（FBDD）

　古典的な「手探り」での化合物変換，タンパク質の構造を把握したうえでのSBDDとは別に，「フラグメント分子」を利用したドラッグデザインが提唱され，注目を集めている。フラグメント・ベースド・ドラッグ・デザイン（FBDD）ともよばれる。

　まず，分子量300以下程度の小さな分子（フラグメント）でありながら，ターゲットタンパク質にある程度しっかり結合するものをいくつか探し出す。そして，X線結晶構造解析，NMRなどの手法によってその結合場所を正確に把握する。

　ターゲットタンパク質の別々の場所に結合しているフラグメントを探し出し，それらを適切なリンカーでつなぐことで，強力な活性をもつ化合物が比較的容易に創出できる。シンプルなフラグメント同士をつなぐため，比較的低い分子量で強い活性をもつ分子が得られる。また，少ない数のフラグメントで十分強力な化合物が得られるため，大量のライブラリーを用意しなくてもよい，などが利点である。以下にその概念図（図1）と，マトリックスメタロプロテアーゼ-3（MMP-3）での成功例（図2）を示す。

図1 FBDDの概念図

図2 FBDDによって創り出されたMMP-3阻害剤の例

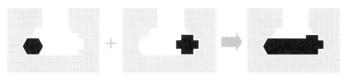

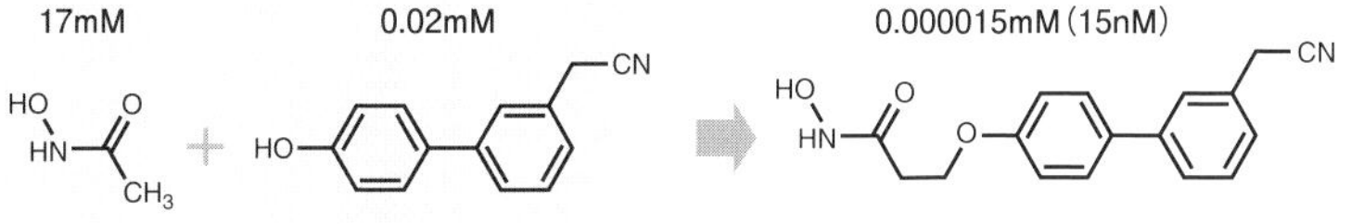

ようなものです。

　こうしたことから，コンビケムがライブラリー構築という医薬探索の初期段階に用いられることは少なくなってきています。現在では，すでにある程度活性の高い化合物の1パーツだけを変換して最適化をおこなう，「詰め」の段階での使用が主になっています。これは本来の「組合せ化学」の概念からは外れており，「迅速合成」「並行合成」とでも称すべきものですが，今でも「コンビケム」の名でよばれることが多いようです。この目的のため，多数の化合物を並列に反応させる合成ロボットなども市販されています。

　こうした手法で広い範囲の化合物を合成してみることによって，ときに人間の頭やコンピュータによるデザインからは決して出てこないような，思いがけない化合物が見つかることは少なくありません。薬創りは，理詰めや計算だけでうまくいくものではなく，ある程度ランダムな要素を織り交ぜることもブレイクスルーにつながります。このあたりが，創薬のおもしろさの一つともいえるでしょう。

本章のまとめ

- SBDDは，タンパク質の詳細構造をもとに医薬をデザインする，「ピンポイント攻撃」的手法である
- コンビケムは多数の化合物を管理下に合成して優れた化合物を探す，「絨毯爆撃」的手法である
- 医薬創出には，精密設計とランダムの両要素を取り入れることが効果的である

第5章

天然物からの創薬

(1) 医薬の源流は天然物

　前章まで，有機合成の技術によって化合物を最適化し，薬を創り出すというアプローチについて述べてきました。しかし酵素や受容体についての概念が明らかになり，有機合成にもとづいた合理的な創薬がおこなわれるようになったのは，せいぜいこの数十年ほどのことにすぎません。合成による創薬は，医薬史全体からみれば非常に歴史の浅い手法なのです。

　長い間医薬探索の主流を占めてきたのは，植物や動物，鉱物などから，薬効のある天然物を探し出すやり方でした。こうして見つかった医薬のなかには，ケシから得られた鎮痛成分モルヒネ，キナノキから得られた抗マラリア剤キニーネなど，現在でも使用されている医薬が数多くあります。またヤナギの枝に含まれるサリシンを化学的に変換して得られたアスピリンは，発売から1世紀以上を経た現在でも，トップクラスの消費量を誇るベストセラー薬です。

　植物由来の抗がん剤もいくつか知られています。ニチニチソウから得られるアルカロイド・ビンブラスチン，セイヨウイチイの樹皮から抽出されたパクリタキセル（商標名タキソール）などはその代表例です。このように植物成分は医薬史のなかで一時代を築いてきました(図5-1)。

図5-1 植物由来の医薬

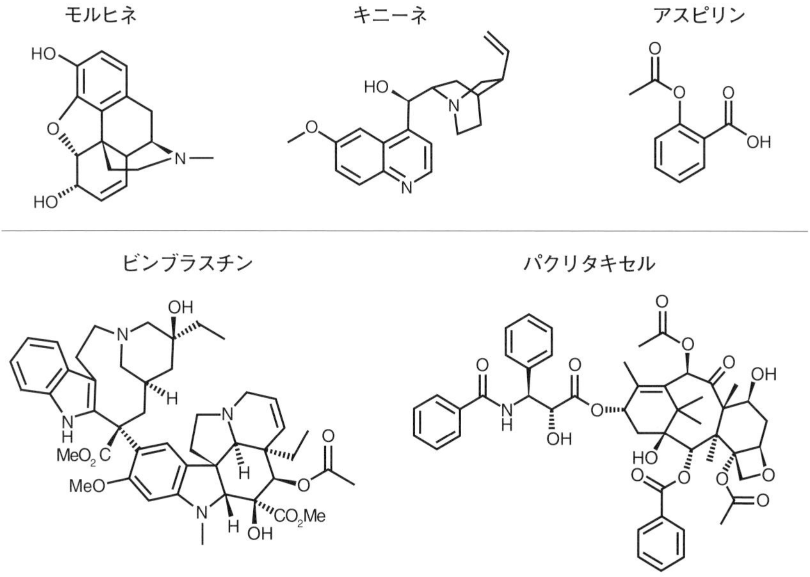

モルヒネ　　キニーネ　　アスピリン

ビンブラスチン　　パクリタキセル

　しかし近年では，植物起源の医薬探索はかつてほど盛んではありません。植物資源はある程度探し尽くされ，また生産が追いつかず十分な量が確保できないことがあるからです。

(2) 発酵創薬の台頭

　天然物創薬の歴史を（そして人類の歴史をも）大きく変えたのは，ロンドンの病院の一勤務医であったアレクサンダー・フレミングです。1928年，細菌を培養していたシャーレにアオカビが飛び込み，その放出する化合物がまわりの菌を殺していることを偶然に発見したのです。この化合物はペニシリンと名付けられ，後に第二次世界大戦の戦場で多くの兵士を感染症の危険から救い出すことになりました。

　となればほかにも，菌を殺す物質を作っている微生物がいるのではないか？　予想はあたり，このあと各種微生物からさまざまなタイプの抗生物

図5-2　抗生物質の例

ペニシリンG　　　　　　テトラサイクリン

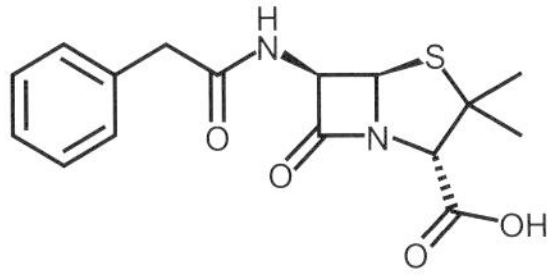

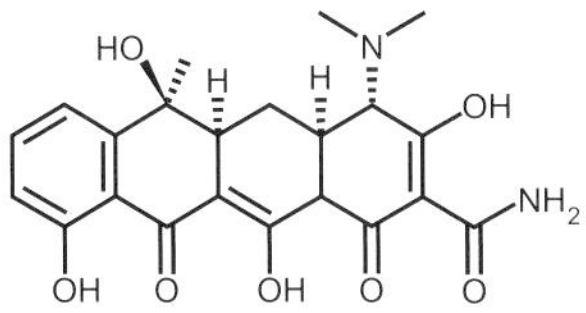

ストレプトマイシン 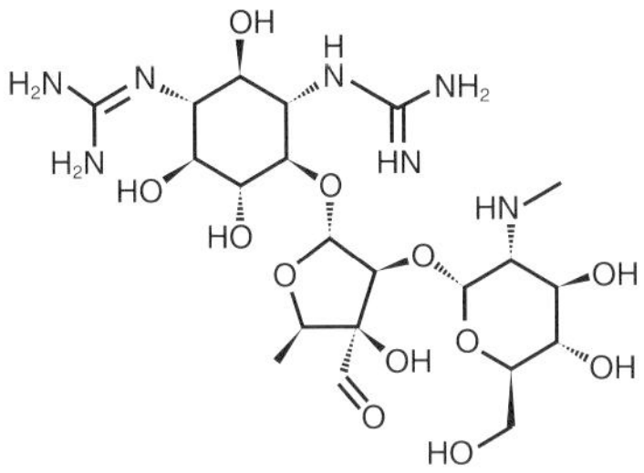　　　エリスロマイシン

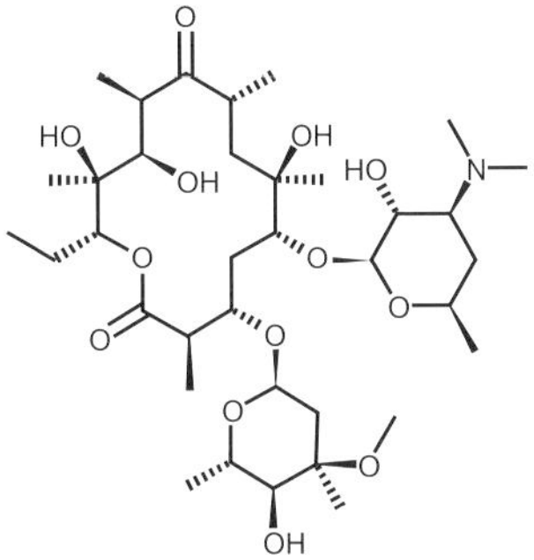

質が発見されました（図5-2）。これらの新薬によって感染症医療は革命的な進歩を遂げ，かつて死病と恐れられた疾患がつぎつぎに姿を消していきました。

　微生物からの医薬探索は実績を重ね，手法も進歩していきます。資源として限界がある植物などと異なり，何十万種といる微生物はきわめて多様な化合物を生産しており，培養によって大量生産も可能です。というわけで，微生物の生産物を探索する「発酵法」は，長らく天然物創薬の主流を占めています。

(3) 高脂血症治療薬プラバスタチンの発見

　発酵法によって得られるのは，抗生物質だけではありません。近年大きな成功を収めた発酵医薬の例として，高脂血症治療薬プラバスタチン（商品名メバロチン）と，免疫抑制剤タクロリムス（商品名プログラフ）があり

ます。両者とも日本で発見されて多くの人びとの命を救った，わが国が世界に誇る医薬です。

　プラバスタチンは，1971年に三共（現・第一三共）の研究陣が発見した化合物が原型となっています。コレステロールは細胞膜の構成要素などとして重要な化合物ですが，過剰になると血管に析出して動脈硬化を引きおこし，脳卒中・心筋梗塞などの原因となります。プラバスタチンは体内でのコレステロール生産を抑えることで，これらの危険な病気を未然に防ぐ薬剤です。

　コレステロールの生合成には30種近くの酵素が寄与していますが，創薬のターゲットとして狙い目になるのは「HMG-CoA還元酵素」とよばれる酵素です。HMG-CoA還元酵素はこの系の「律速酵素」，すなわちコレステロール合成の流れを調節する「鍵」になる酵素だからです。

　三共チームは多くのアオカビ株の生産物を調べ，HMG-CoA還元酵素を阻害する化合物の探索に取り組みました。微生物はその出自や，培養条件によっても生産物が変化します。そこでまずさまざまなところから集めたアオカビの株を純粋に分離し，大量に培養するところから作業は始まります（ちなみにプラバスタチンの原体は，京都の老舗の米屋で見つかったカビが生産していたものでした）。その培養ろ液を有機溶媒で抽出し，酵素阻害活性があるかを調べ，ありそうであれば徐々に精製を繰り返して追い詰めていきます。初期段階では生産物はごく微量で，数百リットルの培養液から数mg程度しか得られないのがふつうです。そこで精製には酸・塩基抽出，シリカゲルクロマトグラフィー，高速液体クロマトグラフィー（HPLC），イオン交換樹脂による処理など，あらゆる手段が組み合わされます。また培養条件を変えるなどして，生産性を上げることも重要です。

　三共チームは，6000検体以上をスクリーニングした末にML-236Bという化合物を見出し，これが決定的なブレークスルーとなりました。このあともさまざまな曲折がありましたが，結局このML-236Bをさらに微生物

図5-3 ML-236Bとそれを変換して得られたプラバスタチン

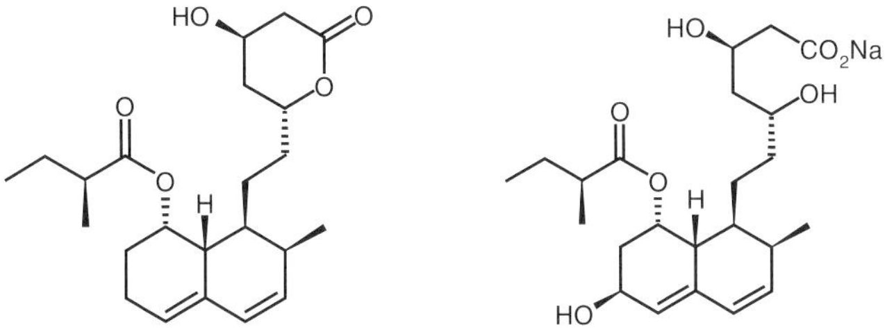

で処理して得られた化合物が優れた体内動態を示すことがわかりました。こうして生まれたのがプラバスタチンで，史上初めて国内だけで年間売上が1000億円を超えた，歴史的ベストセラー医薬となりました（**図5-3**）。

(4) 免疫抑制剤タクロリムスの発見

一方，タクロリムスは放線菌が生産する免疫抑制物質で，この放線菌は筑波山の土壌から見つかりました。免疫系は体内に侵入してきた病原菌やウイルスを撃退する優れた防御システムですが，臓器移植手術の際には大きな障害になります。免疫系は移植された他人の臓器をも外敵と見なし，これを攻撃して破壊してしまうからです（拒絶反応）。つまり免疫系を適切に抑制する薬剤があれば，移植手術の成功率はおおいに高まります。

藤沢薬品（現・アステラス製薬）の研究陣は，この免疫抑制剤を求めて各種カビ類・放線菌産物のスクリーニングをおこないました。ただし免疫系の仕組みは複雑ですので，どのタンパク質をターゲットとすればよいかはわかっていませんでした。そこで彼らは，タンパク質レベルではなく細胞レベルでの試験，具体的には免疫作用において主要な役割を演ずるリンパ球の反応をみる手段を採用しました。異なる抗原をもつリンパ球をいっしょに培養すると，互いの刺激を受けて分化・増殖します。この反応を顕

微鏡で直接目視し，増殖を抑える化合物を探すというスクリーニング法です。

　こうして約2万検体をスクリーニングした結果，発見されたのがタクロリムスです。その免疫抑制のメカニズムは，まずタクロリムスがFKBPというタンパク質と結合し，この複合体がさらにカルシニューリンに結合してそのフォスファターゼ活性を阻害，それによってIL-2など免疫反応にかかわるサイトカイン産生を抑制するという，思いもよらぬ複雑なものでした（図5-4）。タクロリムスは肝臓や腎臓などの移植手術に広く使用され，20万人以上の患者の命を救っています。

　このスクリーニング法が公開されてみると，ほかにも多くの細菌がタクロリムスを作っていることが明らかになりました。目の前に優れた化合物があっても，それを探し出すスクリーニング系がなければ発見はできません。逆にいえば，優れた系を開発できれば大きくチャンスが広がるというところが，発酵創薬のおもしろさでもあります。

図5-4　タクロリムス

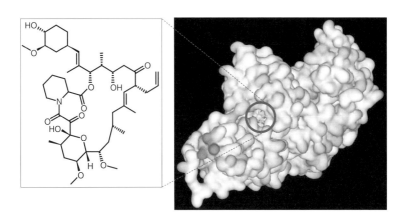

タクロリムス（左）は，T細胞内のFKBPというタンパク質と複合体を形成し（右），これがカルシニューリンに結合してそのホスファターゼ活性を阻害する。これによってIL-2などのサイトカインの発現を抑制し，免疫系の活動を抑える。

(5) 天然物創薬の長所・短所

　発酵法に代表される天然物創薬は，いわば自然が用意してくれた巨大な化合物ライブラリーを探索し，優れた化合物を見つけ出す手法です。システマティックな合成創薬と異なり，土砂のなかから一粒の砂金を選び出すような，泥臭いやり方ともいえるでしょう。

　天然物創薬の魅力は，その圧倒的な多様性や意外性にあります。見てきたように，天然由来の医薬のほとんどは合成医薬にくらべてはるかに複雑な構造をもちます。複雑な天然物一つを人工合成するだけで，数年がかりの研究を必要とするほどです（**コラム5-1**）。合成技術によって小さな化合物を少しずつ改良していくアプローチでは，タクロリムスのような化合物はまず生まれません。実際，タクロリムスの作用機序が判明してから25年が経ちますが，いまだにこれと同じ機能をはたす合成化合物は創り出されていません。

　またプラバスタチンの場合，酵素のほうが薬剤を迎えるように大きく動いており，SBDDなどの薬剤設計手法ではまず生み出しえない構造であったことが後に明らかになっています。合成創薬では絶対にたどり着けない高みにまで，天然物創薬は一挙に到達することが可能なのです。

　一方，天然物はほとんどの場合「一発勝負」にならざるをえないという弱点も抱えています。合成によって作られる比較的単純な化合物であれば，いろいろな誘導体を作ることで活性や体内動態を改善していくことが可能です。しかし前述のように天然物の構造は一般に非常に複雑ですので，一から合成するのでは時間的にもコスト的にも引き合いません。

　また，天然から優れた化合物が見つかっても，安定供給が困難なことがあります。たとえば海洋生物の海綿やホヤ，その体内に棲む細菌なども興味深い化合物を生産しており，精力的に探索研究が進められています。しかし，これらは人工的な培養・飼育がむずかしく，できたとしても肝心の化合物を生産してくれないケースなどもあります。このため，海洋生物由来の化合物が実用化に結びついた例はきわめて少ないのが現状です。

コラム 5-1　天然物全合成

　複雑な天然物を，小分子から多くの段階をかけて組み上げる「全合成」は，有機化学分野において重要なジャンルとなっている。もともとは構造の確認や有用物質の供給手段としておこなわれていたが，20世紀半ばごろから全合成自体が学問性をもつと認められるようになり，現在も盛んに研究がおこなわれている。

　不斉炭素や酸素官能基は構築に工夫を要するため，これらを多く含む化合物は合成の難易度が高まる。複雑な天然物では，完成までに10年以上を要することも珍しくない。防虫物質アザジラクチンの全合成には46人もの化学者が参加し，22年がかりで完成した。

　ある反応で，原料が望みの物質へ変換された割合を「収率」という。仮に1工程の収率が80％であったとき，10段階では10.7％，20段階では1.2％，30段階では0.12％と総収率は急速に低下する。また実験室レベルでは可能でも，危険をともなうため工業スケールでは使用できない反応なども多い。このため長工程を要する天然物は，全合成による必要量の供給がむずかしくなる。

(6) 天然物を「改造」する

　そこで合成技術によって天然物の構造を改変し，欠点を改良していくことができればいいのですが，それにはかなりの技術的困難をともないます。天然物の多くは複雑な構造をもち，不安定なものもあります。狙った1か所だけを変換しようとしても，分子の他の部分が影響を受けてしまい，思うようにいかないことがほとんどです。このため一から合成で作り出した化合物とは異なり，後から手を加えて改良することがむずかしいのです。最初から手作りした機械なら，部品を交換するなどの改良は比較的容

＊1
たとえばアルカロイドの一種ストリキニーネ（図）が1954年に初めて人工合成されたときには，総収率はわずか0.0001％ほどにすぎなかった。しかし近年では総収率が10％を軽く超える合成法も発表されており，50年の間に約10万倍も収率が向上したことになる。合成工程もかつては30段階以上を要したが，近年ではわずか6段階での全合成も発表されている。

易ですが，既製品の精巧な腕時計を改造して新しい機能を付け加えるのは大変，というのと似たようなことです。

　また天然物は生産量が少ないケースがあり，これもよく問題になります。医薬によって命をつないでいる人はたくさんいますから，何があっても「品切れ」は許されず，安定供給は絶対条件です。天然物と同じ構造を一から合成する技術（全合成）によって対応できれば，供給の問題は解決しますが，実際の生産には技術的・コスト的な制約があり，工業規模で合成できる化合物には限界があります。

　ただ近年，有機合成化学は長足の進歩を遂げています。各種合成反応の進展によって，かつては不可能と思われていた天然物が次々と合成されています。また，合成効率の進歩も急速です[＊1]。こうした技術の進展を受け，創薬研究者たちは次々と「天然物の改良」という難事に挑み，成果を挙げ始めています。

(7) 物性の改善 ―プロドラッグ化

　天然物の改良でもっとも簡単なのは，水溶性・吸収性などを改善するプロドラッグ化です。たとえば免疫抑制剤のミコフェノール酸は，そのままで

図5-5　ミコフェノール酸モフェチルと酢酸トコフェロール

ミコフェノール酸モフェチル

酢酸トコフェロール

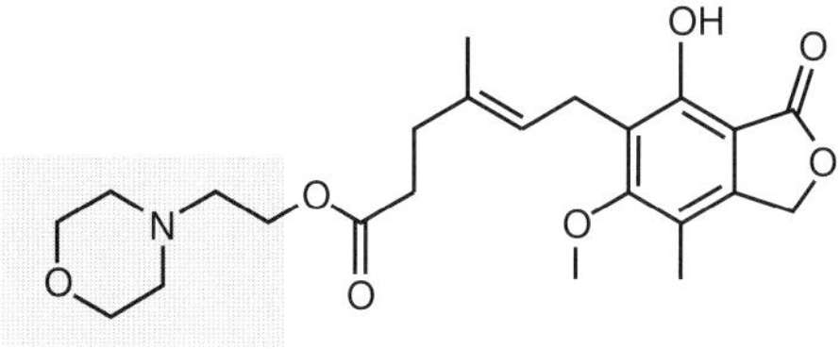

ミコフェノール酸のカルボン酸をエステル化し物性を改善したミコフェノール酸モフェチル（上）。トコフェロール（ビタミンE）をアセチル化して生体利用率を上げた酢酸トコフェロール（下）。四角枠内は合成的に付加された部分。

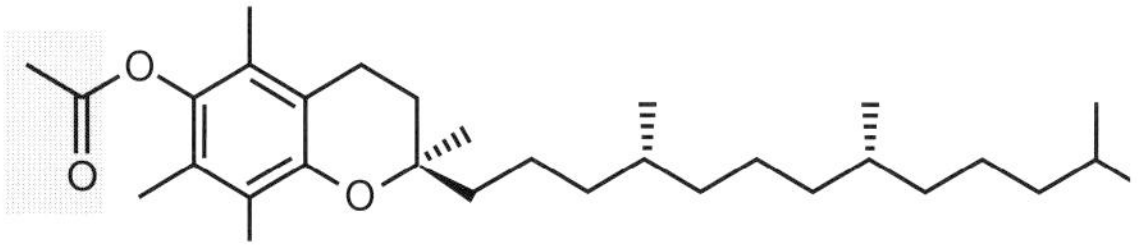

は体内動態がよくありません。そこでカルボン酸部分をエステル化することでこの弱点を改善し，実用化に成功しました。またビタミンEは安定性がやや低いため，アセチル化して酢酸トコフェロールとすることで生体利用率を上げることもおこなわれています(図5-5)。

(8) 有効範囲の拡大 ― β-ラクタム系抗生物質

　天然物と合成技術の組合せによる医薬の大きな成功例として，ペニシリンの類縁体が挙げられます。ペニシリンは中央の4員環部分（β-ラクタム）の反応性が高く，これが細菌の細胞壁合成酵素と結合してその機能を阻害し，細菌の増殖を防ぎます。しかし反応性が高いということは，人工的な化学変換にも弱いということでもあり，活性の鍵となるβ-ラクタムを保ったまま他の部分を変換するのは至難の業と思われていました。

　この問題は，五塩化リンを用いることによって解決されました。この試薬を用いると，中心骨格にはさわらずに側鎖部分だけを切断することが可

図5-6 ペニシリンGから側鎖の切断と半合成抗生物質メチシリン

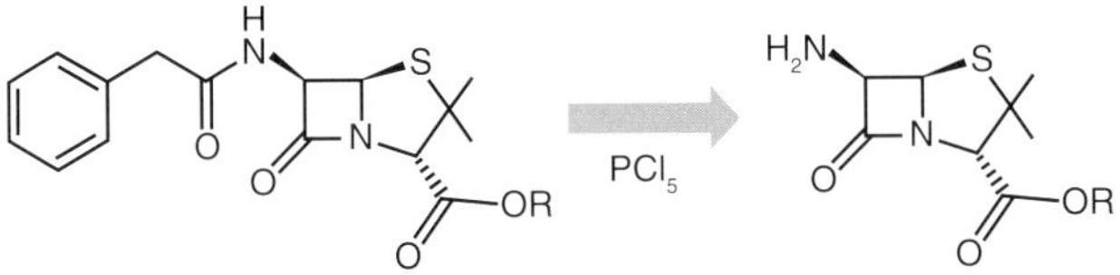

五塩化リン（PCl_5）を用いることによってペニシリン側鎖の部分だけを切断できるようになった。

メチシリン

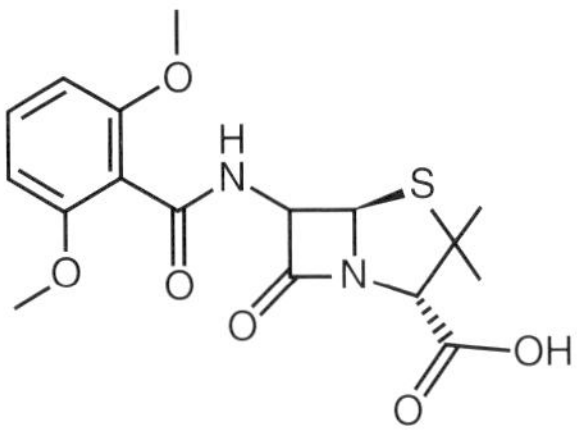

ペニシリン耐性菌にも有効な抗生物質メチシリン。ペニシリン耐性菌は β-ラクタマーゼによってペニシリン骨格を破壊するが、メチシリンは大きな側鎖をもつために β-ラクタマーゼはこれを取り込むことができず、分解を受けにくい。

能です。ここに新しい側鎖を取りつけることで、構造が微妙に違う各種細菌の酵素にも対応できる、すなわち広い範囲の細菌に有効な化合物が多数創出されました（図5-6）。また同じ β-ラクタム系であるセファロスポリンからも、多数の新薬が生まれています。こうした半合成抗生物質は一時代を築き、多くの感染症治療に威力を発揮しています。

(9) 毒性の改善 —ミカファンギン

　抗真菌剤として発見されたFR 901379は、環状ペプチドに長い脂肪酸側鎖が結合した構造で、1,3-β-グルカン合成酵素に結合することによって真菌の細胞壁合成を阻害します。しかしこの化合物は、脂溶性の側鎖と水溶性のペプチドが結合した構造であるため界面活性剤としての性質をもち、赤血球の細胞膜に作用してこれを破壊してしまいます（溶血性）。そこで側鎖を変換し溶血性を抑え、ミカファンギンが創製されました（図5-7）。
　FR 901379にはアミド結合が数多く存在するので、側鎖のアミド結合だ

図5-7 FR901379とミカファンギン

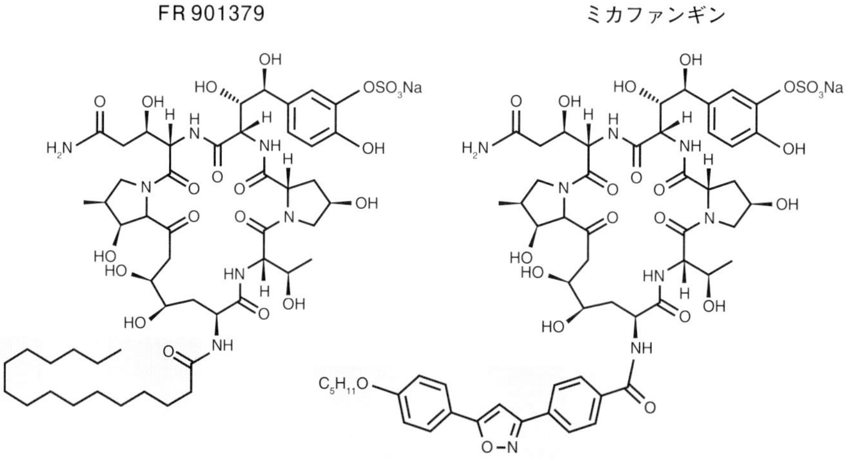

FR901379(左)の側鎖をアシラーゼによって切断し，人工的に合成した側鎖を取りつけることによって，毒性の低いミカファンギン(右)が誕生した。

けを選択的に切断するのは化学的手法では困難です。そこで脂肪酸のアミドだけを選択的に切断する細菌をスクリーニングによって見つけ，そこから単離した酵素によって側鎖だけを切り離しています。困難をともなう天然物の変換には，このように有機合成的手法だけでなくあらゆる手段が組み合わされます。

(10) 安定性の改善 —エポチロン

半合成によって性質の改善に成功した例としては，抗がん剤エポチロンのケースがあります。エポチロンは，細胞が分裂する際に形成される微小管に結合し，これを安定化してしまうことでがん細胞の増殖を阻害します。

ただしエポチロン自身はエステル結合をもつため体内の酵素によって分解されやすく，*in vivo*での効果が弱いという弱点がありました。

図5-8　エポチロンBからイクサベピロンへの変換

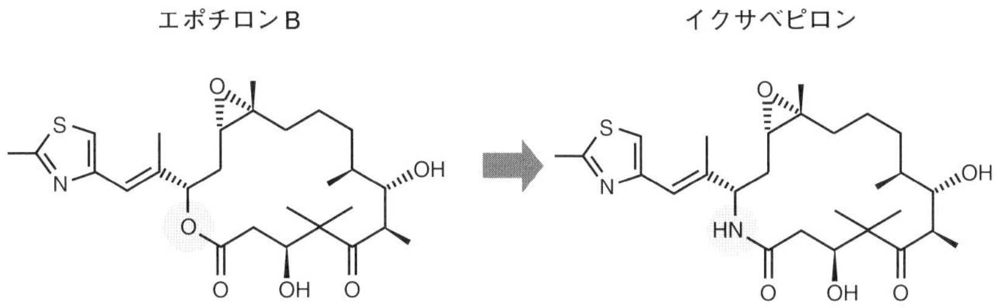

エポチロンB（左）のエステル結合をアミド結合に変え，代謝安定性を上げたイクサベピロン（右）。

　各種誘導体を検討した結果，このエステル結合を丈夫なアミド結合に変えたものが，高い代謝安定性を示すことが発見されました。構造式では酸素がNHに変わっただけですが，実際の分子ではかなりテクニカルな合成反応が使われています。こうして生まれたイクサベピロンは2007年にFDAの承認を受け，乳がん治療薬として用いられています（図5-8）。そのほか，いくつかの全合成による誘導体が検討され，臨床段階にあります。

(11) 生産量の改善 ─ パクリタキセル

　パクリタキセルは，エポチロンと同じ作用機序をもつ抗がん剤で，1993年に承認を受けました。この化合物はイチイの樹皮から得られますが，イチイは成長が非常に遅く，樹皮を剥ぐと枯れてしまうため量産できないという難点を抱えていました。全合成研究も盛んにおこなわれましたが，複雑な構造のため40工程以上の長いルートにならざるをえず，必要量の供給にはほど遠いものでした。

　この問題は，同じ木の葉に含まれる「10-デアセチルバッカチンIII」という化合物の発見によって解決しました。この化合物はパクリタキセルから側鎖を除いた構造にほぼ相当します。現在では，大量に得られる10-デアセ

図5-9 10-デアセチルバッカチンⅢからパクリタキセルへの変換

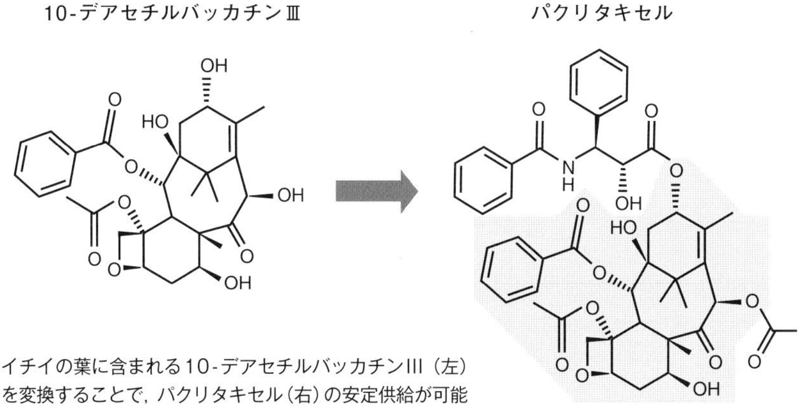

10-デアセチルバッカチンⅢ　　　　　　　　　パクリタキセル

イチイの葉に含まれる10-デアセチルバッカチンⅢ（左）を変換することで，パクリタキセル（右）の安定供給が可能になった。

チルバッカチンⅢに，人工的に側鎖を取りつけることによってパクリタキセルを安定供給しています**(図5-9)**。パクリタキセルはピーク時の年商が3000億円を超え，がん領域における最大のベストセラーとなっています。またこれと別の側鎖を取りつけることで水溶性などを改善したドセタキセルも大きな成功を収めています（第11章参照）。

(12) 大幅な構造変換 —スタチン類

　天然物の構造をヒントに，合成によって大きく構造を変え，新しい医薬を創り出すこともおこなわれています。成功例としては，スタチン類と総称される高脂血症治療薬があります。その開発のきっかけとなったのは天然物ML-236Bで，コレステロール生合成の鍵段階であるHMG-CoA還元酵素を阻害する化合物です。ML-236Bはこの酵素の本来の基質である3-ヒドロキシ-3-メチルグルタル酸に近い部分構造をもっており，これが酵素を「だまして」結合することでそのはたらきを阻害します。この重要な部分構造を基本として，新たに化合物をデザイン・合成することで，多くの医

図5-10 基質の構造をもとにしたスタチン類

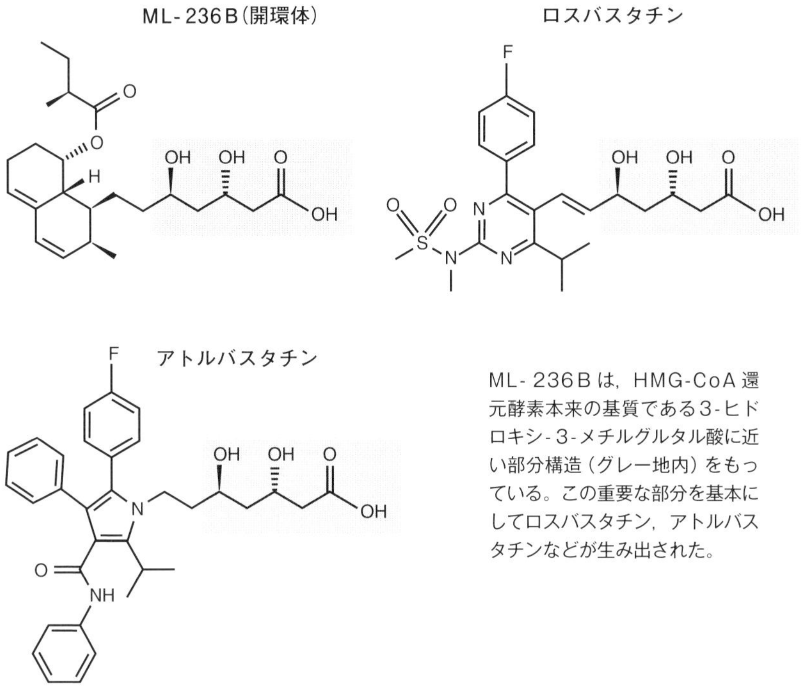

ML-236B（開環体）

ロスバスタチン

アトルバスタチン

ML-236Bは，HMG-CoA還元酵素本来の基質である3-ヒドロキシ-3-メチルグルタル酸に近い部分構造（グレー地内）をもっている。この重要な部分を基本にしてロスバスタチン，アトルバスタチンなどが生み出された。

薬が生み出されました（**図5-10**）。これらスタチン類は，最盛期には合計の年間売上が3兆円近くに達し，史上最大のベストセラー薬となりました。

(13) 構造の簡略化 —ハリコンドリン

　ハリコンドリンBは，1985年に海綿の一種から発見されました。この化合物はその強力な細胞毒性のために注目されましたが，海洋生物は一般に人工的な培養が困難であるため，天然からの供給は不可能でした。

　1992年，ハーバード大学の岸義人教授（当時）のグループによってハリコンドリンBの全合成が完成されます。その研究過程で，この化合物の右半分だけでもハリコンドリン本体とほぼ変わりない活性を示すことが判

明したのです。この構造をもとに，不安定なエステル部分を安定なケトン構造に変えるなどの工夫を加え，誕生したのがエリブリン (E 7389) です。この化合物は，元のハリコンドリンBより簡略化されているとはいえ，50段階以上の合成反応を要し，工業生産は不可能というのが常識的な見方でした。しかしエーザイの研究陣は果敢にこれに挑み，合成による市場供給に成功しました。このレベルの化合物を工業生産に結びつけたのは驚異的な成果で，現代プロセス化学（次章参照）の金字塔と呼んでさしつかえないでしょう(**図5-11**)。エリブリンは米国で2010年に新薬として承認を受け，ハリコンドリンの発見から四半世紀の後に世に出ることになりました。

図5-11 ハリコンドリンBとエリブリン

ハリコンドリンB

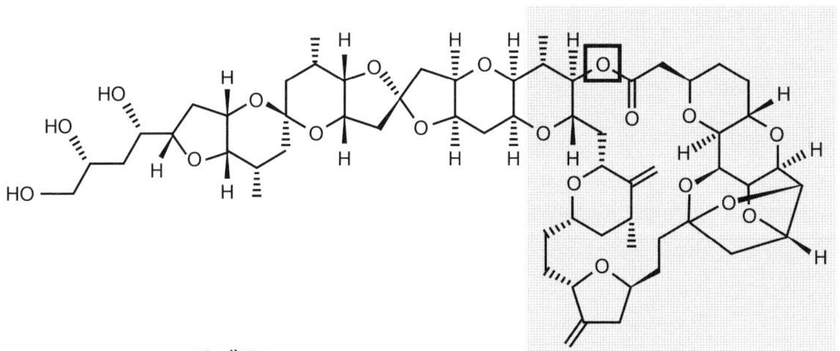

エリブリン

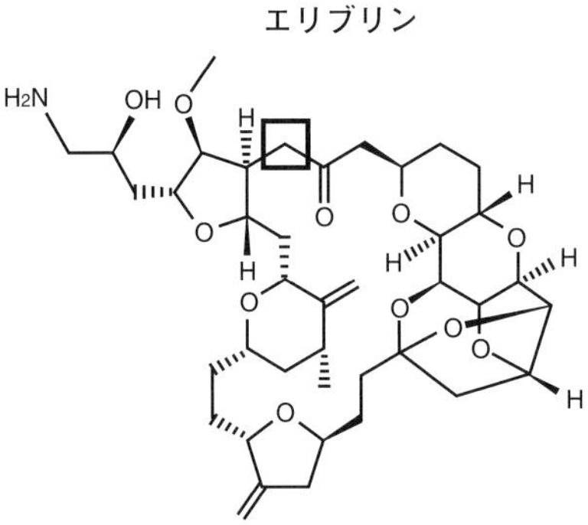

海綿から得られたハリコンドリンB(上)と，それを簡略化して得られたエリブリン(下)。ラクトン構造は分解を受けやすいため，酸素原子をメチレン単位に置き換えて安定化を図った(四角実線枠内)。

コラム5-2　創薬研究の喜び

「薬を見つけた瞬間はどんな気分ですか？」と聞かれることがあります。実は，「薬を見つけた瞬間」というのは存在しません。創薬研究者は，自分なりにいろいろな仮説を立てて化合物を創り，あらゆるアイディアを出し合いながら最適化を進めていきます。それら多数の化合物のさまざまなファクターを評価し，多数の段階を経て最適なものを選び出してゆく作業です。「この物質が医薬になる」というのはずっと後になってからわかることであり，「医薬を見つけた！」という感動の瞬間は残念ながら存在しないのです。

最終的にすべての評価が済み，医薬として認可を受けるのは初めて化合物を作ってから十数年後，若手だった研究者が第一線を退くころのことになってしまいます。そして作った化合物のうち，医薬として世に出るのはわずか2万分の1ですから，生みの親としての喜びを味わえる人はほんの一握りということになります。

では創薬研究者は達成感を味わうことのない，つまらない職業かというと，そんなことはありません。仮説を立てて問題解決に取り組み，みごと図にあたったとき，合成のむずかしい化合物を自分だけの手で創り出したとき，──など嬉しい瞬間はいくらでもあります。特許を書くのと，期限の決まった大量合成はしんどかったですが，それ以外は「これほどいい商売はない」と思えるほどでした。

ただし，そうした「小さな喜び」に溺れていては，創薬という真のゴールにはなかなかたどり着けません。目指すところはどこか，そのためにはどういう段階を踏まなければならないか，それを実現するには今何を成すべきか──そうしたことを常に考えていないと，決して世のため人のためになりうる医薬を創り出すことはできないのです（……と思います。十数年も研究に携わりながら，医薬品創出というゴールにたどり着けなかった筆者には，偉そうに断言することができないのは大変に残念なところです）。

(14) ノーベル賞・イベルメクチンの発見

　科学の研究者にとって最大の名誉たるノーベル賞は、その授賞対象を「前年に、人類のために最大たる貢献をした人々に」と規定されています。となれば、多くの人命を救い、苦しみを和らげる医薬を開発した研究者たちには、数多くノーベル賞を与えられていてしかるべきと思えます。

　実際、20世紀半ばごろには、ペニシリンやストレプトマイシン、副腎皮質ホルモンなどの発見者が、次々にノーベル賞に輝いています。しかしこれ以降は授賞がぱたりと止み、1988年にジェームス・ブラック（H_2ブロッカーの開発）、ガートルード・エリオンとジョージ・ヒッチングス（抗ウイルス薬などの開発）の三人に与えられたのを最後に、長らく創薬分野への授賞はありませんでした。

　また、この三人の受賞理由も「薬物療法における重要な原理の発見」であり、多くの人命を救う医薬を創り出したことというよりも、新薬を創り出す道筋を見つけ出したことを讃えられたとみるべきでしょう。すなわち、新薬の創出そのものを評価されたノーベル賞は、半世紀ほど絶えていたということになります。

　その理由は推測するほかありませんが、医薬は長期的に評価が変わりやすい（思わぬ副作用が判明するなど）こと、またノーベル賞委員会が、巨大な資金力をもつ製薬企業の影響力を受けることのないよう、意識的にこの分野を対象から外しているようなこともあるのかもしれません。

　しかし2015年、久しぶりにこの壁が破られました。駆虫薬イベルメクチンを開発した大村智博士とウィリアム・C・キャンベル博士、マラリア治療薬アーテミシニンを発見した屠呦呦氏の三名が、ノーベル生理学・医学賞を受賞したのです。これは三氏の努力に対する顕彰であると同時に、長きにわたる天然物薬学の積み重ねの勝利でもありました。

(15) 駆虫薬イベルメクチン

　大村博士は、天然物探索の第一人者であり、とくに放線菌から多数の有用化合物を発見していることで知られます。そうした数々の成果の一つが、イベルメクチンの発見です。

　1979年、大村博士は静岡県伊東市川奈の土壌から、$Streptomyces$ $avermectinius$ と名付けられた放線菌を分離しました。共同研究先であったメルク社の研究所で、この菌からそれまでにないほど強力な寄生虫駆除効果を示す物質が見つかります。これら一群の物質は、生産菌の学名からとってアベルメクチン（エバーメクチン）と命名されました。

　さらなる改良研究の過程で、アベルメクチンB1bの二重結合を一つ単結合へと還元した化合物が、きわめて有力であることが判明します。イベルメクチンと名付けられたこの化合物は、各種寄生虫に対してきわめて強力な効果を示し、たとえばブタに対しては体重1kgあたりわずか200μgを投与するだけで、効果的に各種寄生虫を駆除できます。

　その後の研究により、イベルメクチンの標的は、寄生虫のもつグルタミン酸作動性クロライドチャネルであることがわかりました。イベルメクチンがここに強く結合すると、塩化物イオンがチャネルを透過しやすくなります。こうなると神経または筋細胞は過分極状態となり、麻痺を引きおこして死に至ると考えられています。

　イベルメクチンは動物用の寄生虫治療薬として発売され、トータルで2兆円近い売上を叩き出しました。イヌの代表的な寄生虫であるフィラリア（線虫の一種）にも有効であるため、世界の飼い犬の健康にもイベルメクチンは大いに貢献しています。

　フィラリアは、ヒトに対しても感染するものがいます。アフリカでは、ブユの一種を媒介として広がるフィラリアが猛威を振るっており、オンコセルカ症と呼ばれています。このフィラリアは眼球の中にも入り込み、結果として患者は視力を失ってしまうことも多く、アフリカの公衆衛生にお

ける大きな問題となってきました。

　イベルメクチンは、このオンコセルカ症に対しても有効であることが判明します。そこでメルク社は、動物薬として十分な売上を挙げていたイベルメクチンを、アフリカで無償供与することを決定したのです。これにより、失明の危機から逃れた人の数は2億人にも上るといいますから、ノーベル賞も納得というものでしょう。

　また大村博士は、メルク社からのイベルメクチンのロイヤリティ約250億円をもとに病院や美術館を建設し、研究所の運営資金ともするなど、多くの社会還元をおこなっています。一つの医薬の力が、文字通りに世界を変えた例といっていいでしょう。

本章のまとめ

- 現在天然物からの創薬は、細菌の培養による「発酵法」が主流

- 天然物は構造が複雑かつ多様で、分子設計によってはたどり着けないものが得られる

- 反面、構造が複雑であるだけに、欠点の改良はむずかしい

- ただし天然物の化学変換が有効におこなわれ、薬効・毒性・体内動態・生産方法の改善などがおこなわれている例も多い

第6章
A Guide to Medicinal Science

プロセス化学
――創薬科学と社会をつなぐ架け橋

(1) 医薬生産の責任

　前章まで，「薬」になりうる化合物がさまざまな経緯を経ながら創出される過程を述べてきました。口や血管から投与され，適切に吸収・代謝を受け，血流に乗って患部へ届き，ターゲットとなるタンパク質に結合してそのはたらきを調整し，かつ安全性も高い――。そんな化合物を創り出せれば，「サイエンス」としては大成功，万々歳ということになります。

　ただし，医薬にはビジネスという側面もあります。単に優れた化合物を発見するというだけでなく，社会に対して一定品質の製品を供給する責任をはたし，その代わりに適正な利益を得ることで，初めて商品としての医薬は成立します。

　医薬はその対象となる患者に対して，必要な量が途切れることなく供給されなければなりません。他の商品ならば「品切れにつき後日入荷」で済みますが，医薬は命にかかわる商品ですから供給停止は何があっても許されません。このため医薬の承認審査では，メーカーが必要量の医薬を生産する能力があるかどうかもチェックされます。場合によってはまだ医薬として認可されるかどうかわからない段階で，必要量の生産が可能な工場を建設しなければならないわけですから，これはメーカーにとって大きな負担になります。

さらに，医薬は病気に苦しむ患者の体内に入っていくものであり，疾患によってはかなり長期にわたって服用しなければなりません。このため医薬は，食品などよりも数段厳しい安全性が求められることになります。医薬となる化合物そのものの害が低いことはもちろん，製造工程で残存，混入する不純物などについても「GMP(Good Manufacturing Practice)」とよばれる規定に沿って製造されなければなりません(**コラム6-1**)。たとえば，製造した化合物は高速液体クロマトグラフィー（HPLC）などで純度をチェックし，含有量が0.15%を超える不純物はその構造を確定し，安全性を確認しなければなりません。また重金属類の含有量も，決められたレベル以下（元素によって異なる：数ppm～数十ppb）に抑える必要があります。

メーカーとしては，医薬の品質を高い水準に保ちつつ，生産に要するコス

コラム6-1 COLUMN **GMP**

GMP とはGood Manufacturing Practiceの略。医薬品を一定品質に保つため，守るべきルールとして厚生労働省の省令で定められた。製品の製造工程・製造方法の変更の際の手順・作業中に決まったルールから外れてしまったときの対応，衛生管理の方法，品質不良によって回収がおこなわれる際の対応，自己点検の手順，製造に携わる職員の訓練など，事細かに文書を作成・提出する必要がある。医薬・医薬部外品・一部の医療機器・臨床試験で用いられる化合物，その対比として用いられる偽薬などの製造は，このGMPを遵守しなければならない。

関連する規定として，臨床試験の規定を定めたGCP，前臨床段階の毒性試験手順などを定めたGLP，医薬品の市販後の品質管理を規定するGQPなどがある。

トをできるだけ引き下げることは必須の要件になります。多少コストがかかったとしても，販売価格にその分を転嫁してしまえばいいではないかと思われそうですが，それはできません。実は医薬メーカーには，自社製品の価格を決める権利がないのです。

医療用医薬の価格（いわゆる「薬価」）を決めるのは，厚生労働省の権限です。多くの新薬の薬価は，すでに存在する同じクラスの医薬の価格を参考に，その新薬の有効性・画期性などを加味して決定されます（類似の先行薬がない新薬の場合は，製造コストをもとに薬価が決定されます）。このため医薬生産のコストダウンは，他の製造業にくらべても重要な命題なのです。

こうした種々の条件を満たしつつ，安定して大量の化合物を合成する方法論を「プロセス化学」と称します。優れたプロセスの開発なくしては，どんなに素晴らしい創薬科学も学問上の空論で終わってしまいます。

医薬の生産プロセスが他の化学製品と異なる点は，量はさほどでもない（多くは数百kgから数十トンのオーダー）ものの，生産される化合物が非常に複雑で，反応工程が多いことです。その分，合成には精密な制御が必要となり，通常の化学工業製品とは桁違いの生産コストがかかります。特別な設備を要し，実験室のような小スケールのときとは異なる独特のノウハウが求められます。実際，数百kgから数トンという工業スケールで反応をおこなうと，それまで見えていなかった欠陥が浮かび上がり，しばしば実験者を困らせることがあります。

(2)炭素と炭素をつなぐ困難

実際の合成にあたってむずかしいポイントは何か？ 一つは炭素と炭素をつなぐ反応です。

炭素―酸素結合や炭素―窒素結合を作るのはたいていの場合比較的簡単で，特別な工夫を必要としません。しかし炭素―炭素結合を作るには，一般に強い反応条件（強塩基性や高温など）が必要となります。また余計な反応を防ぐため，マイナス数十度といった低温で，空気や水を遮断して実験をお

こなう必要が出てくることもあり，高度な技術が求められます。

またこうした極端な条件下では，分子内の狙ったところではなく，望ましくない場所が反応してしまう可能性も出てきます。このため，化合物を合成する工程のなかで，炭素―炭素結合を作るタイミングは注意深く決める必要があります。場合によっては余計な反応がおこらないよう，反応しやすい官能基を反応しにくい形に保護しておき，後でこれを取り外すといった措置も必要になってきます。有機化合物を作るうえでもっとも基本となるはずの炭素―炭素結合形成は，かくもさまざまな面倒をともなうものなのです。

(3) 不斉炭素と医薬

もう一つ，不斉点の制御も大きな問題となります。一つの炭素は4本の結合の腕をもちますが，ここにすべて異なった種類の原子団がついた場合，右手と左手のように鏡に映すとぴったりと重なる関係になる，二つの異性体が生じます。アラニンのようなアミノ酸はそのよい例です(**図6-1**)。

この「鏡像異性体」は，医薬にとってしばしば重大な問題となります。二つの異性体は融点・沸点などの物理的性質には変わりがないのに，生理作用がまったく別物となることがあるからです[*1]。たとえばある種のバルビタール誘導体(**図6-2**)は，一方の異性体が鎮静作用を示すのに，もう一方は興奮

図6-1 アラニンの鏡像異性体

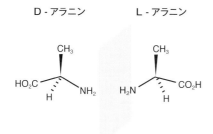

D-アラニン　　L-アラニン

図6-2 バルビタール誘導体の一つ，ペントバルビタール

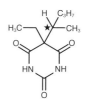

★印の炭素が不斉炭素で，鏡像異性体同士はまったく逆の作用を示す。

*1
不斉点と医薬の関係として，サリドマイドの例がよく引き合いに出される。これは一方の異性体が鎮静作用，もう一方が問題になった催奇性をもつというものである。しかしサリドマイドは体内で素早く異性化してお互いに行き来することがわかっており，当初の報告は近年疑問視されている。★印の炭素が不斉炭素。

*2
ラセミ体を医薬として販売する場合，不要なほうの異性体に害がないことを立証しなければならない。たとえば塩酸ドネペジル（商品名アリセプト）は不斉点を一つもつが，両異性体とも害は低く，体内で容易に異性化することがわかったため，ラセミ体として製造・販売されている。★印の炭素が不斉炭素。

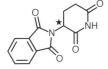

第6章 プロセス化学

作用を示すという，まったく逆の薬理活性をもちます。このほかにも一方だけが強力な作用を示すがもう一方はまったく無効といったケースも多く，生体にとって鏡像異性体は基本的に別の化合物なのです。

　かつては，一方の鏡像異性体のみを合成することが技術的にむずかしく，両鏡像体の混合物（ラセミ体）をそのまま医薬として使っているケースがほとんどでした。しかしこれは生体にとっては，よくて無用な不純物，悪くすれば別の作用を示す危険な化合物を半量含んだ薬を飲んでいることになります。このため近年では，不斉点のある化合物では，一方の異性体だけを純粋に取り出して医薬として用いることがほとんどです[*2]。

　一方の鏡像異性体だけを選んで合成する「不斉合成」は，1970年代以降に発達した手法です。しかしこの方法は技術的・コスト的にハードルが高く，いまでも工業的規模で使用された例はそれほど多くありません。このため不斉点のある化合物は，いったんラセミ体で合成しておき，ここからなんらかの方法で一方をより分ける方法（光学分割），安価に手に入る天然物のもともとある不斉点を利用して合成する手段（キラルプール法）などの手法が状況に合わせて用いられますが，いずれも一長一短があります。

　ドラッグデザインの段階でなるべく不斉点のない化合物に誘導しておけば，この悩みはありません。しかしこれは作り出せる化合物の範囲をいちじ

るしく狭めてしまいますので、近年では技術的困難を承知のうえで、あえて不斉点を多く含む化合物を創出している例が増えています。

インフルエンザ治療薬のリン酸オセルタミビル（商品名タミフル）は、三つの不斉点をもつ合成難度が高い化合物ですが、似た構造の天然物・シキミ酸を原料とすることによって、合成にかかるコストを抑えています。しかし新型インフルエンザ問題でオセルタミビルの増産が必要となったことがあり、シキミ酸の供給不足が心配され、対策として、不斉合成による供給方法が検討されました（図6-3）。

なお、2010年にノーベル化学賞を受賞した根岸英一氏・鈴木章氏は、前項で挙げた「炭素—炭素結合形成」をスムーズにおこなう優れた方法の開発において、2001年ノーベル化学賞受賞の野依良治氏は、不斉合成の分野におい

図6-3　オセルタミビルのさまざまな合成ルート

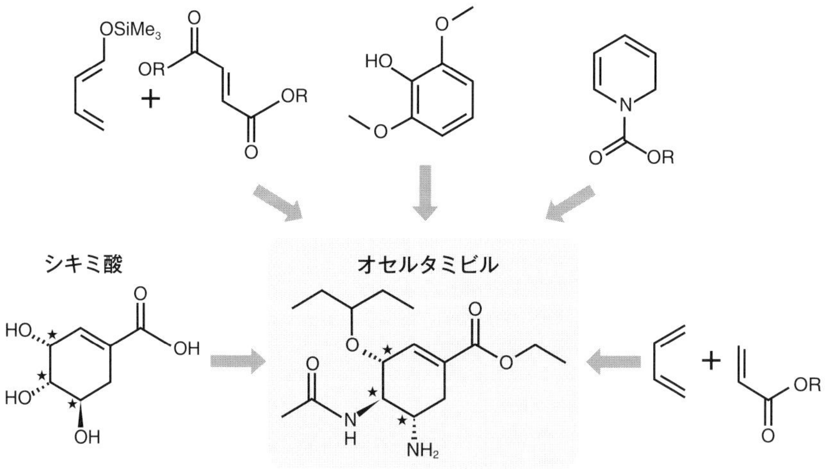

オセルタミビル（中央）は三つの不斉点をもつが、天然から比較的安価に入手できるシキミ酸（左）の不斉点をうまく生かすことで合成・供給されている。シキミ酸に頼らないルートでは不斉触媒の技術などで立体制御をおこなわねばならず、大量合成可能なルートを確立するのは挑戦的な課題である。世界中で合成ルートの開発が進められ、日本人も大きく貢献した。★印の炭素が不斉炭素。

て大きな貢献をしたことが認められました。どちらのケースでも，彼らの手法が医薬品などの生産に大きく寄与したことが，受賞の大きな理由に挙げられています。

(4) 精製法

　医薬化合物は数段階から，多くは20段階程度までの反応を積み重ねて合成されますが，その途中で不純物が生成します。不純物の多いままに反応をおこなっていくと収率が低下するので，途中何度か精製が必要になります。実験室スケールでは，溶媒に溶かした化合物をシリカゲルカラムに通し，吸着力の差で不純物と分離する「シリカゲルカラムクロマトグラフィー」が主要な精製手段となります。しかしこの方法では高価なシリカゲルと大量の溶媒を使う必要があり，工業スケールではコスト面でかなり不利になります。結晶化による精製ができればシリカゲルカラムクロマトグラフィーの利用は避けられますが，ここにもさまざまなノウハウが必要となります。

　これらの点まで含めて，高い再現性のもと安定して高収率が得られるルートを確立するのが，プロセス化学のむずかしさであり，大きな醍醐味でもあります。

(5)「グリーンな」合成法

　反応に用いる試薬や溶媒にも配慮が必要です。たとえば窒素官能基を導入するために，アジ化ナトリウム（NaN_3）という試薬が実験室スケールではよく用いられますが，この試薬には爆発性があるため，工業スケールではできるかぎり使用を回避しなければなりません。そのほか，毒性の高い試薬，引火性の高い溶媒なども，できるかぎり他のもので代替する道を探ることになります。

　また精密合成である医薬の生産では，一般に廃棄物が多く出るため，近年ではなるべくこれを削減し，環境負荷を低減する合成法が強く求められています。また発がん性が疑われる溶媒に代わり，アセトンなど安価で安全性の

高い溶媒を用いることが，積極的に検討されています。こうした，環境負荷を減らす合成技術は「グリーンケミストリー」と総称され，現代化学の重要なキーワードになっています。

　一例として，クエン酸シルデナフィル（PDE 5阻害剤，商品名バイアグラ）の合成では，当初は総収率9.8％，1kgの最終物生産のために合計1300Lの溶媒を使っていました。溶媒の除去には多大なエネルギーを要し，そのままではすべてが廃棄物となります。しかし工程の改良，精製法の工夫，溶媒のリサイクル利用などの努力の結果，総収率35.9％に改善され，溶媒の使用量は1kgあたり4Lまで削減されています。

　どんなにみごとな理論で創り出された医薬であろうと，妥当な価格で高い品質のものが安定に供給されるのでなければ，世の患者を救うことはできません。さらに現代の医薬生産には，安全な生産と環境への配慮を両立させるという高い目標が求められています。プロセス化学は，創薬科学という学問と，医療現場という現実の間をつなぐ，きわめて重要なテクノロジーなのです。

本章のまとめ

- プロセス化学は，医薬の低コスト・高品質・安定生産をめざす技術である
- 炭素-炭素結合生成，不斉炭素の構築がプロセス化学のツボ
- 環境への配慮・安全な生産（グリーンなプロセス）が近年重視されている

第7章

A Guide to Medicinal Science

抗体医薬とゲノム創薬
——創薬の新しい波

　前章まで，現在主流の創薬手法，つまりタンパク質に結合してそのはたらきを制御する小分子を，合成または発見するための手法について述べてきました。しかし近年，これら「低分子医薬」とはまったく異なる発想にもとづく医薬が登場してきています。生体が防御作用として作り出すタンパク質，「抗体」を医薬として使おうというものです。

(1) 抗体とは何か

　抗体は，リンパ球（B細胞）が作り出すタンパク質で，生体の免疫応答において重要な役割を担います。血液や体液中などに存在し，体内に侵入してきた細菌やウイルスのタンパク質に結合して，そのはたらきを抑えます。B細胞は，自己のタンパク質と他者のタンパク質をきちんと見分け，体外から侵入してきたありとあらゆる構造のタンパク質（抗原）に適合する抗体を作り出す能力をもちます。

　抗体は，物質名としては免疫グロブリンとよばれます。免疫グロブリンはIgA・IgD・IgE・IgG・IgMの5種が知られており，Y字型の特徴的な構造をもちます[*1]。「Y」の二つの上端部分のアミノ酸配列は抗原に合わせてさまざまに変化し（可変領域），この部分で標的のタンパク質をしっかりと捕捉します（図7-1）。

*1
IgMは免疫グロブリンの「Y」の下のほうがジスルフィド結合を介して五つ環状につながった構造をとっている。

　免疫は体内に入り込んだ病原体を撃退するみごとな仕組みですが，抗原となるのは何も細菌やウイルスばかりとはかぎりません。たとえばヒトのタンパク質を別の動物に注射すれば，このタンパク質は彼らにとって「異物」ですので，その構造にぴったり合った抗体を作り出します。「抗体医薬」は，こうして作り出された抗体を医薬として用いようというアイディアです。

　人間の体内では約10万種ともいわれるタンパク質がはたらいており，そのバランスがきちんと保たれていることは生命を維持するうえで何より重要です。とくに体液中で情報伝達の役割を担うサイトカイン類などは，きわめて低い濃度で作用するため，その発現量の変化はときとして大きな問題を引きおこします。たとえば難治性疾患であるリウマチの場合

図7-1　抗体のX線結晶解析図

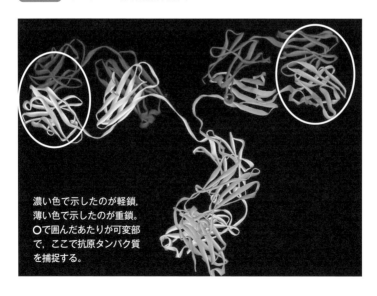

濃い色で示したのが軽鎖，薄い色で示したのが重鎖。〇で囲んだあたりが可変部で，ここで抗原タンパク質を捕捉する。

には，サイトカインの一種であるインターロイキン－6（IL-6）が破骨細胞を活性化して関節破壊を促すなど，症状の悪化に深く関与していることが判明しています。またがんの末期に体がやせ衰える「悪液質」状態でも，各種サイトカインの過剰発現がみられます。

　そこで抗体の出番となります。たとえばヒトのIL-6を動物に注射すれば，彼らは免疫作用によってそれにぴったり適合した抗体を作り出します。この抗体だけを純粋に取り出し，がんやリウマチの患者に投与すれば，原理的にはIL-6のはたらきを中和して症状の悪化を防ぐことができるはずです。

　この原理を利用した治療は，実は古くからおこなわれています。ヘビ毒の血清治療法がそれです。タンパク質性のヘビの毒を少しずつウマに注射し，十分にヘビ毒抗体を作ったところでその血を採り，血清から抗体を精製してストックしておきます。人間がヘビにかまれたとき，この抗体を注射すればヘビ毒が中和され，命が助かるという理屈です。

　とはいえこの方法には，投与量・体質などによってアレルギー反応をおこす危険があり，ヘビ毒でなくウマの抗体投与によるショックで死に至る場合さえあります。当然これはヘビ毒抗体にかぎったことではなく，他の動物から作った抗体であるかぎり同じことがおこりえます。とくにリウマチなどの慢性疾患では抗体を繰り返し投与しなくてはならないため，アレルギー反応の危険はいっそう高まります。この障害を取り除かないかぎり，抗体は医薬として成立しません。

(2) モノクローナル抗体の登場

　あるタンパク質を他の動物に注射したときにできる抗体は，多くの種類の混合物になります。抗原となるタンパク質の表面には抗体によって認識される場所がたくさんあり，それらに反応して多種の抗体ができてしまうからです（ポリクローナル抗体）。多様な抗体が混じっていると，生体内でターゲット以外のタンパク質と相互作用してしまうおそれもあるため，

実際問題としていまのところポリクローナル抗体は医薬になりえないと考えられています。そこで、なんとか1種類の抗体だけを純粋に取り出す方法が研究され始めました。1975年、これをやってのけたのが生化学者ミルシュタインと、その弟子ケーラーです。彼らは必要な抗体を作っているBリンパ球だけをスクリーニング技術によって分離し、骨髄腫細胞と融合させたのです。骨髄腫細胞はいわば「がん化したBリンパ球」なので、両者の融合細胞（ハイブリドーマ）は必要な抗体を作る能力と、無制限に増殖する能力を併せもちます。この細胞を大量に培養し、抗体を生産させて分離すれば、単一の構造をもつ抗体が量産できるわけです。これが「モノクローナル抗体」であり、この技術によって抗体は医療応用へ向けて大きく前進することになりました。この功績により、ミルシュタインとケーラーは1984年のノーベル生理学・医学賞を受賞しています。

(3) 抗体の抗体

とはいえ、これだけでも抗体医薬の実現には不十分です。先述したように、ここで用いる抗体はヒトではなく、動物のBリンパ球が生産したものです。動物の抗体はヒト抗体とは定常部（可変領域以外の部分）のアミノ酸配列が異なっていますので、ヒトにとっては結局異物にほかなりません。これを人体に注入すれば抗原としてはたらき、「抗体の抗体」ができてしまうのです。このためマウス由来の抗体医薬は1980年代にいくつか臨床試験がおこなわれましたが、免疫反応によるショック症状が出て失敗に終わっています。

ではこの「抗体の抗体」を作らせないようにするにはどうすればいいか？定常部をヒト抗体に置き換えてしまえば、理論的には余計なアレルギー反応がおこることはありません。そこでまず、遺伝子組換え技術によってヒト抗体とマウス抗体を合体させた「キメラ抗体」が登場しました（図7-2）。これは全体の約3分の2がヒト抗体のアミノ酸配列に置き換わっているため、マウス抗体にくらべアレルギー反応はかなり抑えられます。

図7-2

キメラ抗体とヒト化抗体

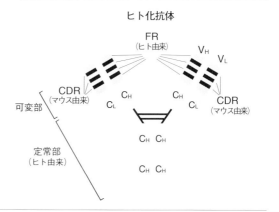

FR　フレームワーク領域
CDR　相補性決定領域
V_H　重鎖可変部
V_L　軽鎖可変部
C_H　重鎖定常部
C_L　軽鎖定常部

キメラ抗体では定常部がヒト抗体のものに置き換えられている。ヒト化抗体ではフレームワーク領域もヒトの配列になっており，完全ヒト化抗体においては相補性決定領域までがヒトのものに置換されている。

　このキメラ抗体の登場によって，抗体医薬は実用レベルの薬効と安全性を確保することができました。1990年代に入ってからは量産も可能になり，ついに抗体医薬は実用化へと歩み出しました。最近では，トランスジェニックマウスなどの技術を用いてマウス抗体部分を10％ほどに減らした「ヒト化抗体」，すべてをヒトの抗体とした「完全ヒト化抗体」（ヒト抗体ともよばれる）も登場し，安全性はさらに高まっています（図7-2）。

(4) 躍進する抗体医薬

　抗体医薬として最初に大きな成功を収めたのは，1998年発売の抗腫瘍壊死因子 a（TNF-a）抗体インフリキシマブ（商品名レミケード）です。

インフリキシマブは，関節の破壊・炎症・腫れにかかわるTNF-αのはたらきを中和する作用をもち，それまで症状の進行を遅らせるのがやっとであったリウマチの治療に革命をもたらしました。その年間売上は，最盛期には年間100億ドル近くに達し，抗体医薬の時代の到来を告げる号砲となりました(**コラム7-1**)。

コラム7-1　抗体医薬の命名

COLUMN

抗体医薬の名称は舌をかみそうな，覚えにくいものが多い。これは，一つにはその命名規則に理由がある。医薬の化合物名には，その名称から効能を推定できるよう，同じクラスの化合物には共通の語尾をつける規則になっている。たとえば抗ウイルス剤は「-vir」(virusに由来)，COX2阻害剤ならば「-coxib」(COX inhibitorに由来)が共通の語尾となる。

抗体医薬の場合は「monoclonal antibody」の略である「-mab」が共通語尾となり，タイプ別にさらに細かい分類がなされている。そのいくつかを列挙する(括弧内は適応症)。

マウス抗体	語尾が「-omab」。現在医薬としては用いられない。
キメラ抗体	語尾が「-ximab」。インフリキシマブ，リツキシマブ(リンパ腫ほか)など。
ヒト化抗体	語尾が「-zumab」。トラスツズマブ，ベバシズマブ(乳がん)など。
完全ヒト化抗体	語尾が「-mumab」。アダリムマブ(関節リウマチ)など。

ただしこれらは学術誌などのみで用いられる名称であり，商品名としては覚えやすい別の名がつけられている。リツキシマブは商品名リツキサン，アダリムマブは商品名ヒュミラといった具合である。

＊2
分子標的治療薬は抗体医薬だけではなく，ゲフィチニブ（P158参照）などのように低分子でがん細胞増殖の鍵となるタンパク質のはたらきを阻害するものも含まれる。

　抗体医薬の治療対象となるのはリウマチだけではありません。がん治療においても大変有力視されており，たとえば乳がん治療薬のトラスツズマブ（商品名ハーセプチン）は代表的な成功例です。上皮成長因子受容体（HER2）は，過剰に発現すると細胞の増殖・分化の制御が効かなくなり，がんの原因の一つになります。トラスツズマブはこのHER2に結合してそのはたらきを抑え，がん細胞の異常増殖を防ぎます。乳がん患者のうちHER2の過剰発現がおこっているのは20〜30%ほどで，トラスツズマブはこのタイプの患者のみに有効です。

　これまでのがん治療薬は，DNAを破壊するなどしてがん細胞の増殖を力ずくで食い止めるタイプのものが主流でした。しかしトラスツズマブは，がん細胞の異常増殖にかかわっているタンパク質のはたらきだけを選択的に遮断するため，いままでのがん治療薬にくらべて副作用が比較的少ないといわれます。こうした新しいタイプの医薬を「分子標的治療薬」と呼び，これらはがんの治療を大きく変えつつあります[*2]。

　また最近では，新しい考え方の抗体医薬も登場しています。抗体を，低分子医薬の運び手として利用するという手法がその一つです。たとえばオゾガマイシンは強力な低分子がん治療薬ですが，そのままでは不安定であり，毒性も強すぎます。そこで，CD33抗体であるゲムツズマブに結合させて細胞内に運び込む手段が開発されました**(図7-3)**。この複合体はがん化した白血球の表面にあるCD33に結合し，やがて細胞内に取り込まれると，そこでオゾガマイシンがDNAを破壊し，がん細胞の増殖を食い止めるというものです。いわば医薬における「トロイの木馬」作戦といっ

てもいいでしょう。こうした技術も含め，抗体医薬の適用範囲はさらに広がっていくとみられています。

(5) 抗体医薬のこれから

　抗体医薬の切れ味よい効き目は，その特異性の高さに由来します。多くのタンパク質のなかから間違いなくターゲットだけと結合し，確実にそのはたらきを止める精密さは，低分子医薬のおよぶところではありません。余分なタンパク質に作用しないということは，副作用の危険が低いということでもあります。このため低分子医薬の臨床試験成功率が5％程度であるのに対し，抗体医薬の場合は12％にもなるといわれます。また，抗体医薬はその安全性・有効性の高さから臨床試験の期間も短く済み，平均する

図7-3 ゲムツズマブ―オゾガマイシンの構造

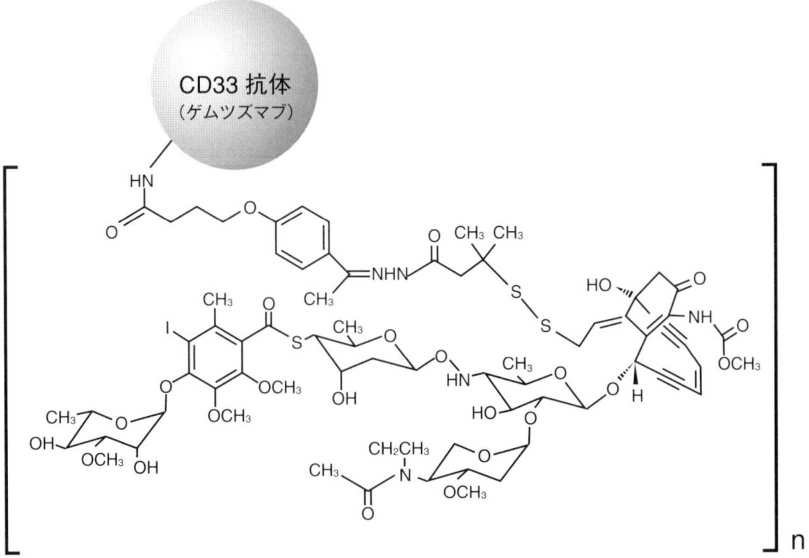

[ ] 内がオゾガマイシン。CD33抗体であるゲムツズマブに2～3分子のオゾガマイシンが結合している。

と低分子医薬より3年ほど短いという統計もあります。近年の新薬不足に悩む製薬企業にとっては，まさにふるいつきたくなる数字です。現在，世界の製薬企業は雪崩を打って抗体医薬領域に進出を図っており，医薬品業界は大きなパラダイムシフトの渦中にあるといわれます。すでに医薬品売上ベスト10のうち7つまでが，抗体医薬をはじめとしたタンパク質製剤に占められており，この進撃はこれからも続くとみられています。

　もちろん，抗体医薬もいいことずくめではありません。まず，抗体はタンパク質ですので経口投与はできず，注射や点滴による投与が必須となります。また何より，抗体は分子量が10万以上にも達する巨大分子ですので，基本的に細胞の中や，ましてや脳内には入り込めません。この制限があるかぎり，抗体医薬の治療対象となるのはがんや炎症・免疫系疾患，一部の感染症程度にとどまります。このため，いまのところ抗体医薬は低分子医薬に完全に取って代わるという性質のものではありません。

　また遺伝子組換え・完全無菌状態での細胞培養など，高度な技術を要する抗体医薬の生産はどうしても高コストとなり，患者一人分の薬剤費が最高で年間3500万円に及ぶことさえあります。この高すぎる薬価が，患者の生活及び医療保険制度に大きな負担をかけることが懸念されています。

　すべてが万々歳とはいえないにせよ，今後，医薬品業界が抗体医薬に大きなエネルギーを注ぐことになるのは間違いありません。これからの技術革新によっては，さらに応用範囲が広がることも考えられるでしょう。今後の医薬を大きく変える可能性の高いこの技術に，業界の熱い注目が集まっています。

(6) ゲノム創薬とは

　バイオ技術の進展は，抗体医薬だけでなく創薬全体に大きな影響を与えつつあります。いわゆる「ゲノム創薬」もその一つです。

　ヒトゲノム計画は，史上最大の科学プロジェクトであったといわれています。フランシス・コリンズ[*3]指揮のもと，世界中の生化学者チームが解読

を進めていたところに，突如クレイグ・ベンター[*4]率いるセレーラ・ジェノミクス社が殴り込みをかけ，両者の激烈な競争のなか解読は進みました。

そして2000年6月26日，アメリカのビル・クリントン大統領とイギリスのトニー・ブレア首相（いずれも当時）は共同で記者会見をおこない，「ヒトゲノムの解読が完了した」ことを高らかに宣言しました。彼らはここに至るまでの両チームの努力を讃え「コペルニクスの地動説や，アポロの月着陸に匹敵する人類史上最大級の成果」と言葉をきわめてこのプロジェクトの完成を祝福しました[*5]。

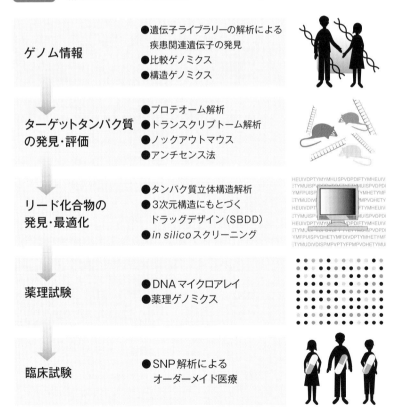

図7-4 創薬の流れとゲノム技術

＊3　フランシス・コリンズ
1993〜2008年アメリカ国立ヒトゲノム研究所（NHGRI）・所長。ヒトゲノム計画のほか，嚢胞性線維症，神経線維腫症，ハンチントン病，家族性内分泌腺腫瘍症，2型糖尿病，ハッチンソン・ギルフォード・プロジェリア症候群の原因遺伝子の発見でも知られる。2009年8月より，アメリカ国立衛生研究所（NIH）・所長。

＊4　クレイグ・ベンター
セレーラ・ジェノミクス社・初代会長。現在はJ. クレイグ・ベンター研究所・所長。同研究所では，ゲノム医学，感染症，植物・微生物・環境ゲノミクス，合成生物学，バイオエネルギー，バイオインフォマティクス，ソフトウエア開発，といった分野に取り組んでいる。ヒトゲノム計画終了後は，合成生命体の研究などを進めている。

＊5
ただし，この日が選ばれたのは両首脳のスケジュールが空いていたのがこの日だけだったためで，実際に完成版が公開されたのは2003年4月のこと。

しかし数十億ドルの費用と世界中の科学者を動員し，30億塩基対にものぼるヒト遺伝子の解読をおし進めたのは何のためだったのか。そのもっとも直接かつ大きな果実の一つと目されたのは，解読されたゲノム情報をもとに新たな医薬を創り出すこと，すなわち「ゲノム創薬」でした。

ゲノム創薬は，単一の手法をさす言葉ではありません。薬を創るには，ターゲットタンパク質の探索，リード化合物の発見と最適化，薬理作用の評価，安全性の確認などさまざまな段階を踏まなければなりませんが，これらすべての段階にゲノムから得られる情報がかかわってきます（図7-4）。こうした情報を生かした創薬へのアプローチ全体を総称して「ゲノム創薬」と呼んでいるのです。

(7) ターゲットタンパク質の探索

医薬のターゲットとして人類がいままでに見出したタンパク質は，わずか500種類に満たないといわれます。しかしDNAには生物が生きていくために必要なタンパク質の一次構造情報がすべて書き込まれており，この

なかには，ヒトの疾患に関係する未知のタンパク質の配列情報が数多く存在しているはずです。つまりヒトゲノム情報は，製薬企業にとって宝の山にほかなりません。ベンチャー企業であるセレーラ社が多大な費用を投じてゲノム解読に取り組んだのは，こうして得られたゲノム情報の特許を取得し，それを世界の製薬会社にライセンスすることで利益をあげようという狙いでした(**コラム7-2**)。

コラム7-2 COLUMN ヒトゲノム配列に特許は認められるか

　セレーラ社は10億ドルもの巨費を投じてゲノム解読に挑んだ。そこで読み取られた配列の特許を取得し，その情報を利用する製薬企業や研究機関からライセンス料を得ようというのが，彼らのビジネスモデルであった。しかしヒトゲノム情報は人類の共通財産であるべきで，一私企業が独占するようなことは許されないという声が強く，セレーラのやり方は大きな反発を招いた。

　まず，DNAはあくまで自然物であり，配列を読み取っただけでは特許の対象にならないとの指摘がなされた。これに対しセレーラ側は，配列情報はDNAの抽出・精製・解読という処置を施して初めて得られるものであり，単なる自然物ではないと反論した。しかしこれらの技術は既知のものであり，特許の要件である進歩性・非自明性に欠けるとも考えられる。

　結局，DNAの配列を単に読み取っただけのものには特許は認められず，その配列に有用性があること(その遺伝子と疾病との関連，SNPによる病気のかかりやすさなど)を実証して，初めて特許の対象になりうるという見解が，いちおうの国際的コンセンサスとなっている。

ターゲット探索には，どの遺伝子がどういう状況で発現しているかを把握するのが近道になります。これはかつては大変手間のかかる仕事でしたが，最近ではDNAマイクロアレイの普及によって，大幅に省力化が進んでいます。DNAマイクロアレイは，ガラスなどの基盤を数万の区画に区切り，そこに1本鎖DNAを多数固定したものです。

　たとえばある細胞でどんな遺伝子が発現しているか，解析する場合を考えましょう。まずこの細胞からmRNAを抽出し，これと相補的な配列のDNA(cDNA)を逆転写酵素によって作らせます。そしてこのcDNAをマイクロアレイ上にかけてやると，発現している遺伝子だけがマイクロアレイ上のDNA鎖と結合します。cDNAには2本鎖を形成したときに蛍光を発するようあらかじめ仕掛けをしてあるので，発現している遺伝子に対応する区画のみが光って見えます。このようにして，特定の細胞内である瞬間に発現している遺伝子が，網羅的に解析できるようになりました。たとえば，ある特定のタンパク質が通常の細胞にくらべてがん細胞で過剰に発現しているとしたら，そのタンパク質はなんらかの形でがんの発生や増殖にかかわっている可能性が考えられるわけです。

(8) ターゲット・バリデーション

　こうして疾患の原因となるタンパク質が見つかったとしても，それが即創薬のターゲットになるとはかぎりません。阻害すると致命的な影響が出るタンパク質もありますし，もくろみどおり効果を発揮しないケースももちろんありえます。あるタンパク質が医薬のターゲットとして適当かどうか評価することを「バリデーション」とよび，ここでもゲノム技術が活躍します。

　よく用いられるのは，実験用のマウスに対して遺伝子操作をおこない，特定の遺伝子だけをつぶした「ノックアウトマウス」を作製する方法です。たとえば特定のタンパク質をコードする遺伝子をつぶしたマウスに，もしも免疫作用の低下あるいは消失がみられたら，その遺伝子がコードするタ

ンパク質は免疫抑制剤のターゲットとなる可能性があります。またノックアウトマウスが正常に発生しないとしたら，そのタンパク質は生命維持に不可欠な役割をはたしており，医薬のターゲットとしては不適当ということも考えられます。

ただしノックアウトマウスは作製に多大な手間を要するわりに，期待するような影響が現れないことも少なくありません。そこで近年では，RNA干渉やアンチセンスRNAなどを用いて遺伝子の発現を抑制する手法も採られます。たとえば武田薬品の研究者は，喘息モデルマウスで$gob\text{-}5$[*6]という遺伝子が肺に高発現していることを見出しました。このマウスの肺に$gob\text{-}5$のアンチセンスDNAを組み込んだウイルスを注入したところ症状が抑制され，センスDNAでは喘息が悪化することを証明しました。この遺伝子に対応するタンパク質は喘息治療薬のターゲットとなりうることの説得力ある示唆といえます。こうした手法も，広くゲノム創薬の範疇に含めることができます。

(9) タンパク質構造シミュレーション

医薬のターゲットとなりうるタンパク質は数千種類といわれますが，実のところプロテアーゼやキナーゼなどの酵素，核内受容体といったターゲットに関しては，ほぼすべて狩り尽くされていると考えられます。今後ゲノム創薬のターゲットは，膜受容体などいままでの創薬手法ではむずかしかったタンパク質が主体になります。

ゲノムから得られる情報は，あくまでタンパク質の一次構造，つまりアミノ酸配列の情報にすぎません。タンパク質として機能を発揮するためには，アミノ酸鎖が一定の形に折り畳まれ3次元構造を形づくる必要があります。そして，ターゲットタンパク質に作用する低分子をデザインするためには，タンパク質の正確な3次元構造を知る必要があります。しかし，現在の科学技術ではゲノム情報からだけでは正確なタンパク質の3次元構造を知ることは困難であり，結晶化したタンパク質をX線結晶構造解析す

> *6 *gob-5*遺伝子
> マウスの*gob-5*遺伝子は，ホモロジー検索からヒトのCLCA1という遺伝子に相当すると考えられる。これはカルシウムイオンによって活性化される塩素イオンチャネルの一つであるが，いまのところその機能や疾患との関連は完全に明らかになっていない。

ることで3次元構造を決定するのが常套手段となっています（**図7-5**）。ところが膜受容体タンパク質は，ほとんどの場合，膜に埋まった状態で初めて一定の形に折り畳まれるため，結晶を得ることがむずかしく，X線結晶構造解析が使えないケースがほとんどです。

しかし，これまですでに数万種類のタンパク質の詳細な立体構造が解明されており，コンピュータ上でそのデータと比較することで，こういうアミノ酸配列をもつものはこうした部分構造をとりやすいといった推定が，かなりの程度可能になっています。そして構造がわかれば，タンパク質の

図7-5 アクアポリンの立体構造

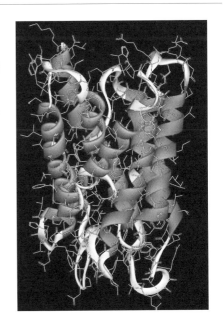

結晶構造が解明された数少ない膜タンパク質の一つ，アクアポリン。
アクアポリンの発見と構造解明の功績で，ピーター・アグレはノーベル化学賞を受賞している

もつ機能も推測できます。たとえば，βバレル*7とよばれる構造があれば，その内部空間にイオンを通過させる「イオンチャネル」が存在する可能性が考えられますし，膜貫通部位に共通するアミノ酸配列が存在していれば，7回膜貫通型受容体であろうとほぼ確定できる，といった具合です。

こうして得られた構造情報に，コンピュータ上で低分子化合物をあてはめ，うまく結合する化合物を見つけ出す ――すなわち*in silico*スクリーニングでリード化合物を見出すというのが，理想のストーリーということになります。このような，コンピュータ上での情報処理によって生物学上の問題を解明しようとするアプローチを総称して「バイオインフォマティクス」とよび，近年進展がいちじるしい分野の一つです。

(10) テーラーメイド創薬

これまでの医薬は，同じ病名がつく患者には基本的にすべて同じ薬が処方されてきました。しかし実際には，人種や性別，体質，病気の進行度合い，合併症の有無など，患者は一人ひとり状態が違っているのは当然です。

こうした患者の状態に合わせた医療システムこそが，今後の医学に求められるところとなります。ゲノム創薬は，この「テーラーメイド医療」実現への鍵になると考えられているのです。

たとえば，どのような一塩基多型 (SNP) をもつ人がどのような病気にかかりやすいか，どんな副作用をおこしやすいかといった関係が把握できるようになれば，効果を最大にして副作用を最小限にする，最適な投薬計画が立てられるようになる可能性があります (コラム7-3)。

ただし，SNPと疾患の関係は単純な1対1対応ではなく，いくつかの変異が重なって影響を与えることがほとんどですから，その解析は決して容易ではありません。また近年の研究では，DNAのメチル化，ヒストンへの化学修飾などによって，後天的に遺伝情報の発現が大きく影響を受けていることが明らかになりつつあります (エピジェネティクス)。このためDNAと疾患との関係は予想を超えて複雑であり，テーラーメイド創薬の

*7 βバレル
タンパク質の三次構造の一つ。逆平行β鎖が並んで筒状になった特徴的な構造をもつ。膜内でイオンなどを通過させるイオンチャネルとしてはたらくもののほか，細胞内への栄養分の導入，毒素の排泄などさまざまな機能をもつタンパク質がある。

コラム7-3　SNPと疾患の関係

COLUMN

遺伝子の変異と疾患の関係として有名なものに，鎌状赤血球症がある。この病気では，ヘモグロビンβ鎖の6番目のアミノ酸がグルタミン酸からバリンに変化している。これがヘモグロビンの構造，ひいては赤血球の形状にまで影響を与え，重い低酸素症を引きおこす。そのほか単一のSNPがおこす病気として，家族性アルツハイマー病，ハンチントン病などが知られている。

がん，糖尿病，リウマチなどの発症頻度にもSNPが関連しているとみられる。しかしこれらでは数百もの因子が絡んでいるとみられるうえ，環境要因も大きく作用するので，解析はいまのところ容易ではない。

SNPは副作用の発現にもかかわる。たとえば，薬剤の代謝分解に主要な役割をはたすCYP酵素は個人によって組成に大きな差があり，医薬の効果がばらつく大きな要因になっている。近年，このCYP遺伝子のSNP解析によって，オーダーメイド投薬をおこなう研究が進展し，その組成を調べる診断薬がアメリカで認可されている。

実現は以前思われていたほど簡単ではなさそうです。

またテーラーメイド創薬は，適用できる患者数が少なくなります。すなわち臨床試験の期間は長引き，それでいて上市後の市場は小さいということになります。つまり患者一人あたりの医療費は高騰することにもなり

えますから，なかなか夢の医療がもたらすのはバラ色の未来とばかりはいえないかもしれません。

(11) ゲノム創薬の現状と未来

　この「ゲノム創薬」という言葉は，医薬の未来を語るキーワードとして1990年代ごろに多用されました。しかしそれから二十年ほどを経て，かつて期待されたような形の成果があがっているかといえば，残念ながら答えはノーでしょう。ゲノム関連の研究に大きな投資をしてきたある大手製薬企業の経営者は，2010年ごろの講演で「ゲノム創薬はまったくあて外れだった」と発言しました。実際，このころの低分子医薬の承認数は減少の一途をたどっており，ゲノム創薬はかけ声倒れであったようにもみえます。

　ただし，これはゲノム技術に効果がなかったというより，新薬承認基準の厳格化のほうが大きな要因でしょう。ゲノム技術で医薬ターゲットを見つけても，それに作用する低分子を見つけ，安全かつ有効な医薬候補品に育てるまでの道のりが遠くなりすぎたのです。

　とはいえ，まったくゲノム創薬の手法が無効だったわけではありません。前述した抗体医薬に関しては，ターゲット探索から製造に至るまで，ゲノム技術が不可欠です。つまり，ゲノム創薬は抗体医薬という出口を得て，ようやく花開きつつあるともいえるでしょう。

　すでにゲノム技術はいろいろな形で浸透し，欠かせない研究手段になりつつあります。近ごろはことさらに「ゲノム創薬」という言葉が使われなくなってきつつありますが，これはこの手法が真に根づいてきた証といえるかもしれません。

本章のまとめ

- 抗体医薬は，生体の抗原抗体反応を利用した新しいタイプの医薬

- モノクローナル抗体，ヒト化抗体などの技術によって，実用化に成功した

- ただし抗体は細胞の中に入り込めないため，適用範囲はリウマチ・がんなどにかぎられる

- 「ゲノム創薬」はゲノムから得られた情報をターゲットタンパク質の探索や評価などのさまざまな創薬プロセスに利用するアプローチ全体をさす

- ゲノム情報からはタンパク質の3次元構造は得られないので，バイオインフォマティクスなど他の手法と組み合わせる必要がある

- 個人の体質に合わせた「テーラーメイド医療」への応用なども考えられているが，道のりは険しい

第8章

A Guide to Medicinal Science

抗生物質と抗ウイルス剤
——魔法の弾丸の現在

　さて本章からは，医薬をジャンル別に解説していくこととしましょう。
　人類が——いや，生物がこの世に誕生して以来，われわれを苦しめ，寿命を縮める大きな原因となってきたのは，数々の感染症でした。ペスト・マラリア・梅毒・チフス・コレラ・結核など，人類の歴史は流行病に翻弄されてきた歴史でもあります。マラリアの蔓延はローマ帝国の衰退を招き，ゲルマン民族の侵入を許す大きな原因となりましたし，梅毒の流行は性の退廃を戒める動きをよび，ルターによる宗教改革へとつながってゆきました。古代から近代に至るまで，医学者たちがこれら忌まわしい感染症を防ぐ手段を探ることに多大なエネルギーを費やしてきたのは当然のことです。しかし人類がついに本当に有効な手だてを見つけ出したのは，ようやく20世紀に入ってからのことでした。

　人類が病原菌の脅威に打ち勝つ第一歩を踏み出したのは1909年，パウル・エールリッヒと秦佐八郎によるサルバルサンの発見といわれます[*1]。エールリッヒは特殊な染料によってある種の細菌だけが染色されることを発見しており，とすれば構造しだいで人体の細胞に影響を与えず，細菌だけに結合してダメージを与える化合物を創れるはずだと考えたのです。人体の細胞に影響せず，細菌だけを叩く「選択毒性」というアイディアは，抗生物質の基本的な考え方として現在も受け継がれています。

*1
エールリッヒはこれより以前の1904年に，マウスのトリパノソーマ（アフリカ睡眠病）に有効な化合物トリパンロートを発見している。これは化学療法への重要な一里塚ではあったが，ヒトに対しては無効であり，臨床には用いられていない。

秦は多数の染料誘導体を合成し，ある種の芳香族ヒ素化合物が，梅毒スピロヘータに有効でありながら，実験動物には害が少ないことを示しました。後にサルバルサンと名付けられたこの化合物の発見こそは，化学療法時代の幕開けとなった記念碑的業績といえます。またこの研究は，化合物合成→薬理評価→データのフィードバック→化合物合成→……という，現代おこなわれている創薬科学研究の嚆矢でもあります。

(1)ペニシリンの登場

そして1928年には，アレクサンダー・フレミングによるペニシリンの発見という，画期的なできごとがありました(図8-1)。

1940年代にはハワード・フローリーやエルンスト・チェインが努力の末にペニシリンの単離・量産化に成功，その切れ味鋭い薬効によって第二次世界大戦で多くの兵士の生命を救います。戦後もペニシリンは世界で用いられ，長らく人類を苦しめてきた感染症の多くを駆逐するほどの威力を発揮しました。このようなわけでペニシリンは，医薬史上において画期的というだけでなく，20世紀最大の発見の一つにも挙げられます。

ペニシリンの効能は，その分子構造のβ-ラクタム部分に由来します。炭素や窒素はその結合角が109度付近のときがもっとも安定なのですが，β-ラクタムではこれが90度近くにねじ曲げられており，非常に不安定で反応しやすくなっています。ペニシリンは細菌の細胞壁を合成する酵素（ムレイントランスペプチダーゼ）に近づくと，β-ラクタム部分がこれと反応して共有結合を作ってしまい，その機能を失わせます。これによって細菌は細胞壁（ペプチドグリカン）を合成できなくなり，外部との浸透圧

図8-1 ペニシリン　　　**図8-2** バンコマイシン

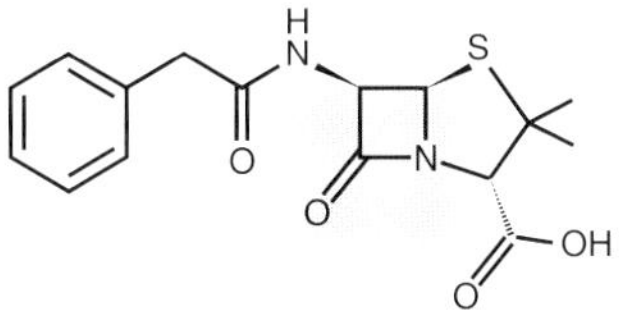

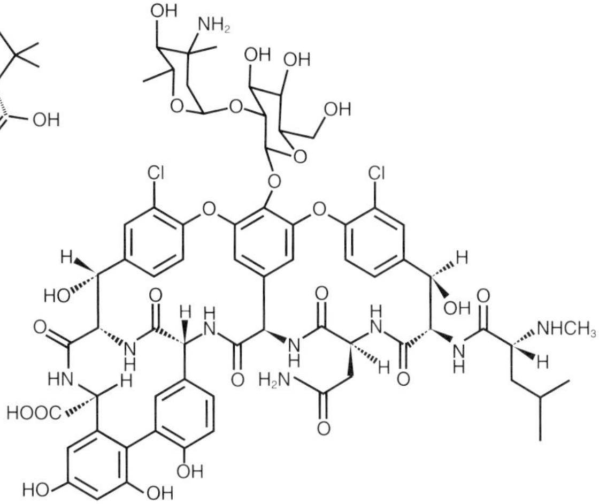

グレー地はβ-ラクタム構造。

の差によって水分を吸い込んで溶菌するというのが、ペニシリンの作用メカニズムです。

　当然ながら人間など高等生物は細胞壁をもっていませんから、ペニシリンは人体の細胞に対して作用せず、基本的に害をおよぼすことはありません。これがペニシリンの高い選択毒性の秘密で、後述する各種抗生物質に対しても重要なアドバンテージといえます。

　このほか細胞壁合成阻害作用をもつ抗生物質として、グリコペプチド系に分類されるバンコマイシン(**図8-2**)などがあります。これは細胞壁の部分構造であるD-アラニル-D-アラニン部分に結合し、その合成をブロックしてしまうタイプです。

(2)タンパク質合成阻害薬

　その後、ペニシリンの発見に刺激され、各種の微生物培養液から優れた抗生物質を探索する試みが盛んになり、多彩な医薬が見つかっています。アミノグリコシド系(ストレプトマイシン、カナマイシンなど)、テトラサ

図8-3 各種の抗生物質

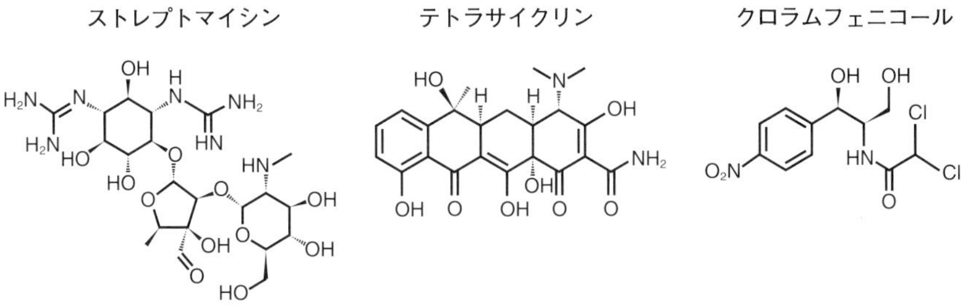

ストレプトマイシン　　テトラサイクリン　　クロラムフェニコール

イクリン系(テトラサイクリン, ミノサイクリンなど), マクロライド系(エリスロマイシン, ジョサマイシンなど), クロラムフェニコールなどがこの例です(**図8-3**)。

　上記の抗生物質はそれぞれ大きく異なった骨格をもちますが, ターゲットはいずれも細菌のリボソームです。テトラサイクリンは30Sリボソームに, マクロライド系は50Sリボソームに結合するなど場所は異なりますが, いずれも細菌の生育に必要なタンパク質の合成を阻害することによってその増殖を抑えるメカニズムは共通しています。人間など真核生物のリボソームは細菌のそれとは構造が異なるため, これらの抗生物質を投与しても影響は小さくとどまります。

(3) 合成抗菌薬

　上記は天然の微生物が生産する化合物ですが, 純粋に合成技術によって作られた化合物にも優れた抗菌薬があります(**コラム8-1**)。代表的なのはキノロン系とよばれる化合物群で, これらはDNAジャイレースという酵素をターゲットとしていることがわかっています。DNAジャイレースは細菌特有の環状DNAをいったん切断し, つなぎ直すことによって「超らせん構造」を形成させる機能をもった酵素で, 細菌の増殖には必須です。これもヒトがもっている酵素とは構造が異なるため, 細菌への選択性をも

コラム8-1　抗生物質と抗菌薬

「抗菌薬」といった場合，病原微生物に対して殺菌作用，あるいは発育抑制作用（静菌作用）をもつ物質をさす。無機物であるか有機物であるか，天然物か合成化合物であるかなどは問わない。たとえば銀などの重金属イオン，サルファ剤，ペニシリンなどが抗菌薬に含まれる。

「抗生物質」といった場合には，上記の化合物のうち微生物が産生するものをさす。また，これら微生物産物を合成技術によって構造改変したものも抗生物質に含める。同じく微生物が生産する抗ウイルス薬や，抗腫瘍作用をもった物質を含めることもある。つまり，キノロン系など完全合成の薬は，抗菌薬ではあるが抗生物質ではない。また，エンジイン系抗腫瘍物質などは，抗菌作用がなくても抗生物質とよばれることがある。ただし，近年ではこのあたりの使い分けは必ずしも厳密ではなくなっている。

図8-4

サルファ剤とトリメトプリム

葉酸合成阻害剤。両者の合成「ST剤」として使用される。

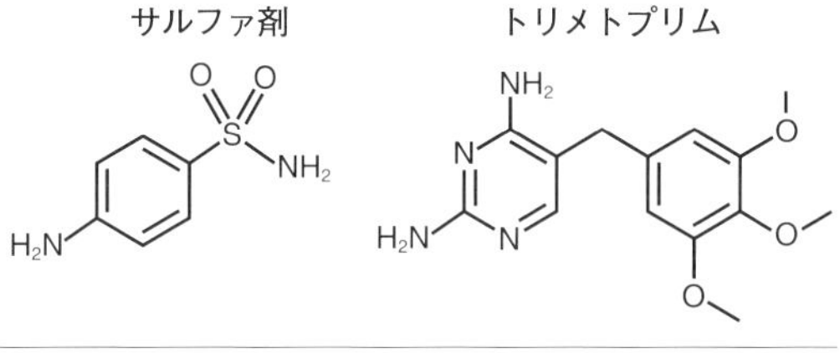

ちます。

その他のタイプとしては，葉酸合成を阻害するサルファ剤やトリメトプリムがあります（図8-4）。葉酸はアミノ酸や核酸の合成・代謝に必要な化合物であるため，その合成を阻害されると細菌は生育できなくなります。サルファ剤・トリメトプリムとも歴史の古い抗菌薬ですが，現在でも両者の合剤として用いられ，効果をあげています。

(4) 合成技術による改良

　抗生物質は細菌に対する有効範囲が異なります。たとえばストレプトマイシンはとくに結核菌に対して有効ですし，マクロライド系抗生物質はグラム陽性菌に対しては強いものの，グラム陰性桿菌などにはあまり効果を示しません。また，それぞれに副作用もあり，アミノグリコシド系抗生物質は難聴，テトラサイクリン系は消化管障害などをおこす例が知られています。そこでこれらの欠点を乗り越えるべく，天然物を合成技術によって改良するアプローチがさまざまになされてきました。

　たとえばペニシリンやセファロスポリン分子の構造改変により，多くの医薬が生まれたことは第5章で述べた通りです。またマクロライド系のエリスロマイシンの改変によっても，いくつかの医薬が生まれています。たとえばクラリスロマイシンはもとのエリスロマイシンよりも酸に強いため，胃潰瘍の原因となるヘリコバクター・ピロリ菌の除菌に用いられています(図8-5)。

　また完全合成によるキノロン系抗菌薬も，つぎつぎに改良がなされています。最初に見つかったナリジクス酸はグラム陰性菌だけに有効でした

図8-5　エリスロマイシンとクラリスロマイシン

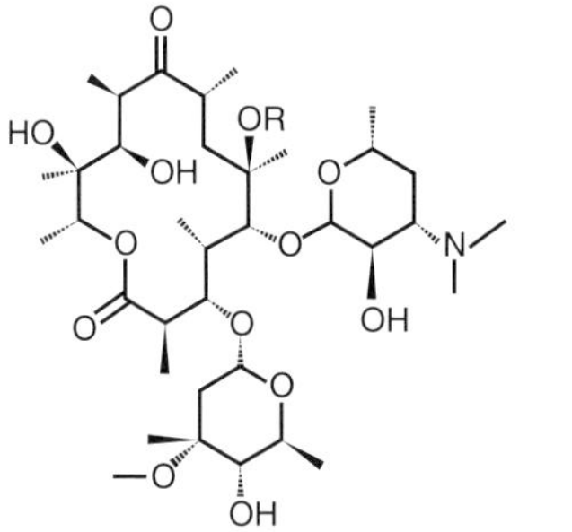

エリスロマイシン(R=H)，クラリスロマイシン(R=CH$_3$)。

図8-6　ナリジクス酸とレボフロキサシン

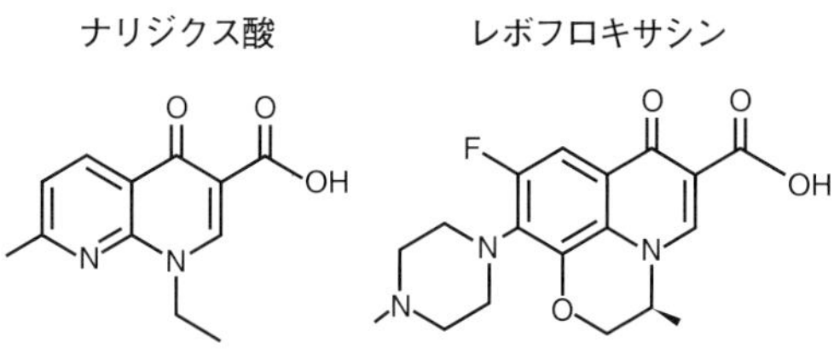

ナリジクス酸　　　　レボフロキサシン

レボフロキサシンは，ニューキノロンの一つ。

が，「ニューキノロン」とよばれる新しい世代の抗菌薬では，グラム陽性菌にも優れた抗菌力を示します(図8-6)。

(5)耐性菌の登場

このように多くの研究が重ねられ，強力な抗生物質が続々と登場してきました。これで人類の感染症に対する防御は万全，といいたいところですが，病原菌は一筋縄でいく相手ではありませんでした。抗生物質の効かない，耐性菌が出現してきたのです。

耐性菌は，すでに第二次世界大戦後には発生していた記録があります。日本で終戦直後に発生した赤痢に対してサルファ剤が大量に処方されたのですが，1950年頃には早くも80％の赤痢菌が耐性となってしまいました。ストレプトマイシン・クロラムフェニコール・テトラサイクリン・アンピシリン(ペニシリンの構造改変による半合成抗生物質)などが臨床の現場に投入されたのですが，赤痢菌はこれらに対してもつぎつぎと耐性を獲得していったのです。その後も多くの病原菌に耐性菌が出現し，人類が頼りにしていた抗生物質の地位は揺らぎ始めました。

こうした耐性はどのようにして生じるのでしょうか？ たとえばβ-ラクタム系の抗生物質に対しては，細菌がβ-ラクタマーゼとよばれる酵素を作り出していることがわかりました。これが抗菌活性の本体であるβ-ラクタム部分を破壊し，無効化していたのです。またタンパク質合成阻害薬に対しては，細菌が自らのリボソームの構造を変化させたり，膜構造を変えて薬剤の透過性を下げたりするなどの手段で対抗していることがわかっています。

さらに，耐性遺伝子をプラスミドの形で種の壁を越えてやりとりし，一挙に通常の細菌が多剤耐性を備えるようなこともおきています。これによって，急速に薬剤耐性が拡大しています。

これに対して，たとえばペニシリン骨格を防護するような大きな置換基を取りつけ，β-ラクタマーゼによる分解を防いだメチシリンのような抗生

図8-7 メチシリン

枠内はペニシリンからの変換部分。

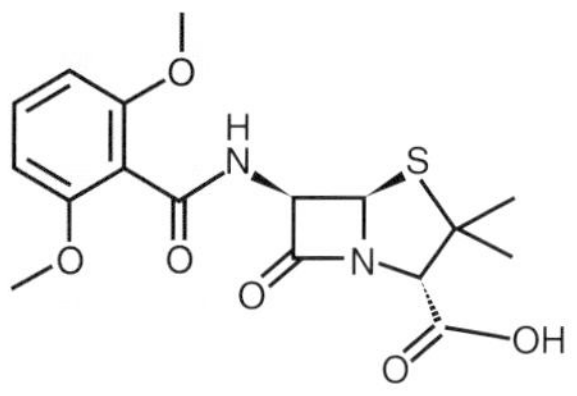

物質も開発されています(**図8-7**)。しかし近年，これに対しても耐性を獲得した菌(メチシリン耐性ブドウ球菌，MRSA)も出現し，院内感染などの大きな問題を引きおこすようになりました。そして21世紀に入り，それまで耐性菌が登場せず，「鉄のゴールキーパー」と思われてきたバンコマイシンにも耐性菌(VRSA)が出現し，ついに最後の壁も破られてしまいました。

幸い，最近，リネゾリドという新しいタイプの合成抗菌薬が登場し，VRSAに対する切り札として使われています。また脂肪酸合成を阻害するという新規作用機序をもつプラテンシマイシン類などの化合物も開発が進められていますので，いまのところ人類の側に打つ手は残っています。ただし，抗生物質と耐性菌の戦いは永遠のいたちごっこであり，どのような薬にもいずれ耐性菌が登場します。このまま抗菌薬を使い続けていると，あらゆる抗菌薬に耐性をもった強力な病原菌が出現する可能性も十分にあります。現在できることは，抗生物質の濫用を戒め，使い方を工夫して使える期間をできるだけ延ばす程度であり，根本的な解決手段は見つかっていません。耐性菌の存在は現代医療の抱える最大のリスクの一つといっても過言ではないのです。

(6) ウイルス ─ 人類最後の敵

昔からよく，「風邪・水虫・がんのどれかを治す薬ができたらノーベル賞間違いなし」といわれています。この説の真偽はわかりませんが，たしかに風邪は創薬研究者にとってがんと並ぶほどの難敵であるには違いありません。実は風邪の病原体は1種類ではなく，数百種類もの細菌やウイル

> *2
> 感染者数・死者数に関しては，はっきりした統計が残っていない国なども多く，この数字には研究者によって諸説がある。

スであり，われわれはまったく異なるいくつかの呼吸器感染症をまとめて「風邪」と呼んでいるにすぎません。そしてこれらのウイルスは，後述するように細菌にくらべてずっと厄介な相手なのです。

　また，水疱瘡，麻疹（はしか），風疹，天然痘，肝炎等々，人類を苦しめてきた病の多くもウイルスが病原体です。なかでもインフルエンザは甚大な被害を出しており，1918年から流行した「スペイン風邪」は当時の世界人口の半分から3分の1が感染し，死者は5000万人に上ったといわれます[*2]。2009年にメキシコで発生したＨ１Ｎ１型インフルエンザは，パンデミックとなって世界を席捲しましたし，Ｈ５Ｎ１型鳥インフルエンザはスペイン風邪以上の猛威をふるいかねないとして厳重な警戒態勢が敷かれています。エボラ出血熱，エイズ，ＳＡＲＳなどの新たなウイルス感染症もつぎつぎと発生しており，脅威の種は尽きることがありません。

　細菌感染症に対しては，20世紀初めから各種抗菌薬という有力な武器が登場してきました。しかしウイルスへの対策は，それよりもずっと遅れました。ウイルスの存在が実証されたのは細菌よりはるかに後になってからのことですし，そのライフサイクルの解明には1970年代以降の分子生物学の進展を待たねばなりませんでした。このようなわけでウイルス感染症の対策は長らくワクチンが主流であり，本格的な抗ウイルス薬が登場するのは，ようやく1980年代に入ってからのことです。さらに知識が蓄積した現在でも，抗ウイルス薬の開発は簡単ではありません。

(7) ウイルスの多様性

　まずウイルスの構造についておさらいしておきましょう。ウイルスは遺伝子としてＤＮＡあるいはＲＮＡをもち，それぞれ1本鎖・2本鎖，線状・環状

などさまざまなタイプが存在します。そしてそれらの遺伝子がコードしているタンパク質の種類は，通常わずか数種から数十種でしかありません[*3]。

これらの核酸は，カプシドとよばれるタンパク質の殻に包まれており，その外観は多面体状，らせん状，オタマジャクシ状などのバリエーションがあります。またインフルエンザウイルスのように，カプシドの外側が脂質膜でできた「エンベロープ」で包まれているものもあります。そのサイズも，小さなものは直径約20nm，大きなものは400nmと幅があります。

また，ウイルス表面には多くの場合タンパク質が多数突き出しており，これが細胞表面の糖鎖などに結合することで感染が始まります。このタンパク質はしばしば変異をおこし，ウイルスが免疫系による防御をすり抜ける原因になります。このように，ウイルスは外観から遺伝情報にいたるまで，実に多種多様なのです。

細菌は一個の生物として生存するための機構を一通り備えており，医薬によって増殖を止めるためのターゲットがいくつも考えられます。しかし，ウイルスの場合は自前で作るタンパク質が非常に少ないため，狙い所がかぎられています。

また，ほとんどの細菌は細胞壁をもち，ヒトなど高等生物の細胞にはこれがありません。すなわち細胞壁の合成さえ阻害すれば，人体には影響なく多種類の細菌を仕留めることができます。ペニシリンなどの抗生物質は，この「弁慶の泣き所」を衝く医薬です。

しかしウイルスは非常に多様であるため，このような汎用的アプローチは考えられません。このため，抗ウイルス薬は個々の種を対象にしたものにならざるをえず，いまのところエイズ・インフルエンザ・肝炎などほんの数種に対する医薬が開発されているにすぎません。

人類最後の敵「ウイルス」はかくもむずかしい相手です。ではそんなウイルスに，創薬研究者はどう立ち向かっているのでしょうか。

*3
この遺伝子数もウイルスによって幅が大きく，最少わずか1個というものから，パンドラウイルス・サリヌスの約2500個まである。

*4
ただし，アマンタジンはあまりに多用されたため，現在では多くのインフルエンザウイルスが耐性を獲得してしまっている。H1N1型インフルエンザも，出現当初からアマンタジン耐性であった。

(8)脱殻阻害薬の発見

　最初期に登場した抗ウイルス薬として，インフルエンザに有効なアマンタジンがあります。図8-8に示すとおり，きわめてシンプルな構造ながら著効を示し，広く用いられました*¹。

　アマンタジンは，当初はメカニズムがわからないまま使われていましたが，現在はウイルスの「脱殻」を阻害することによって増殖を防ぐことがわかっています。インフルエンザウイルスは細胞内に侵入したあと，M2タンパク質という一種のイオンチャネルを通して水素イオンがウイルス内へ流れ込み，その刺激でエンベロープが破れて細胞内にRNAが放出されます。アマンタジンはこのM2タンパク質に結合して水素イオンの流入を止めることで，脱殻過程を阻害することがわかりました。

　この他には，風邪の病原体の一つであるライノウイルスの脱殻を阻害する，プレコナリルという化合物があります(図8-9)。ただしこの化合物は臨床試験で安全性に問題ありという結果が出たため，医薬として承認されていません。

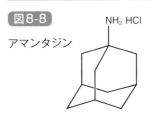

図8-8 アマンタジン
インフルエンザウイルスの脱殻を阻害する。

図8-9 プレコナリル 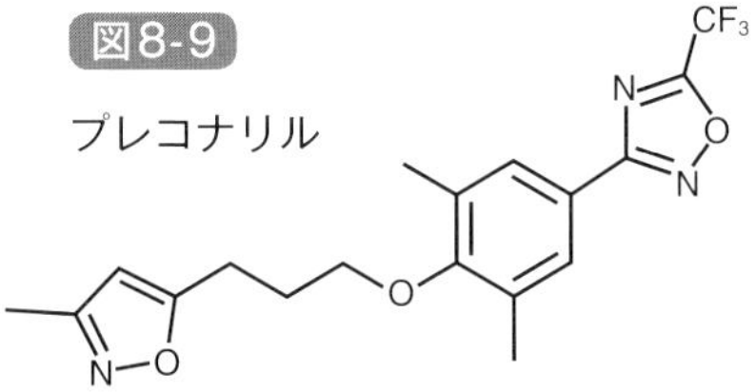
ライノウイルスの脱殻を阻害する。

(9) 核酸合成酵素阻害剤

先ほど、ウイルスはあまりに多様であるため、汎用的なアプローチは考えにくいと述べました。あえて共通点を探すなら、どんなウイルスであれ増殖のためにはゲノムの複製をおこなわなければならないという点です。DNAウイルスならDNA合成酵素が、RNAウイルスなら逆転写酵素がこの過程ではたらきます。これらの酵素は、抗ウイルス薬開発のターゲットになりえます。

具体的にどうするかといえば、ゲノムの構成単位であるヌクレオチド（またはヌクレオシド）によく似た化合物を投与し、これを取り込ませて核酸の合成を止めてしまう手段が考えられます。たとえばアシクロビルはグアノシンの糖の一部が欠けた構造に相当し、ウイルスがこれを通常のヌクレオチドと間違えて取り込むと、DNA鎖の伸長ができなくなってしまいます（図8-10左）。そのほか、ジドブジン（AZT）はデオキシチミジンの3'-ヒドロキシ基がアジド基($-N_3$)に変換されたもので、エイズの治療薬として初めて認可された化合物です（図8-10右）。

図8-10

アシクロビル（左）とジドブジン（右）

核酸塩基に類似した構造をもち、核酸合成を阻害する。

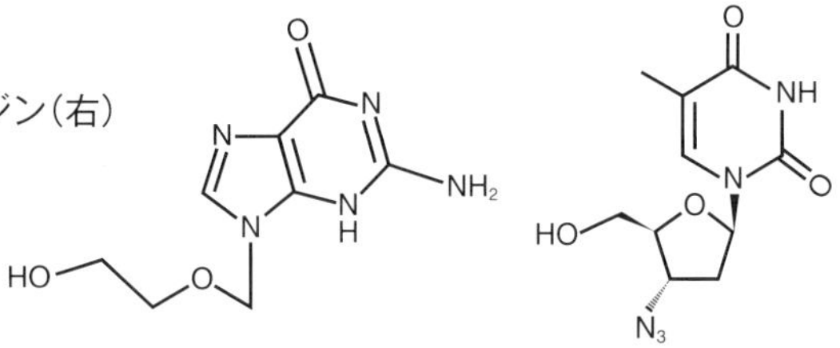

図8-11 インフルエンザ治療薬ファビピラビル

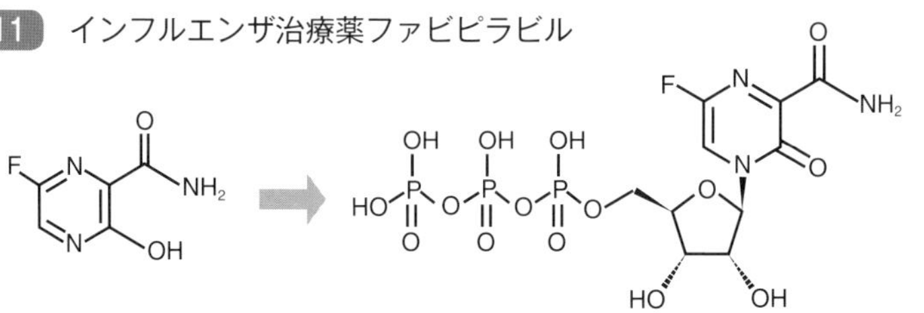

ファビピラビル（左）は、代謝を受けてRNAポリメラーゼ阻害作用を示す活性本体（右）となる。

コラム8-2　ソリブジン事件

　ソリブジンは1993年に日本で発売された抗ウイルス薬で，核酸アナログ構造をもつ。この医薬はヘルペスウイルスに有効であるため，抗がん剤として免疫の低下した患者の感染対策に投与されたのが悲劇を呼ぶこととなった。

　抗がん剤として汎用される5-フルオロウラシル（5-FU）は，やはり核酸塩基に類似した構造をもつ。よく似た構造のウラシルの代わりにDNA鎖に取り込まれ，その伸長を防ぐことでがん細胞の増殖を抑えるが，毒性も高い。この5-FUとソリブジンをいっしょに投与すると，本来5-FUを代謝分解する酵素に，よく似た構造のソリブジンが結合してしまい，5-FUの血中濃度が想定外に高まってしまう。これによって発売開始後2か月のうちに15名以上の死者が出るという大きな事件となった。

　ソリブジン自身は基本的に安全性の高い医薬であるが，製造元はこの事件のあと医薬としての承認を取り下げた。このため，ソリブジンはいまでも海外では利用可能であるが，日本ではずっと使用不可のままとなっている。

5-フルオロウラシル　　　ソリブジン

　インフルエンザ治療薬ファビピラビル（**図8-11**）は，代謝を受けて擬ヌクレオチドとなり，RNAポリメラーゼを阻害するというメカニズムです。安全性に問題があったため，インフルエンザ治療薬としては条件付き承認という形になりましたが，その後エボラ出血熱にも効果ありとして注目を浴びました。

ただしDNA・RNAの合成は当然人体の細胞でもおこなわれていますから，これらの核酸合成阻害剤は患者にも悪影響をおよぼす潜在的危険性があります。核酸アナログのなかには5-FU（**コラム8-2**）などのように細胞毒性をもち，抗がん剤として用いられるものもあるほどです（実際ジドブジンは，当初抗がん剤の候補化合物として合成されたものです）。

　近年ではエイズ治療薬ネビラピンなどのように，核酸の骨格をもたない核酸合成酵素阻害薬も開発されています。これらはDNAやRNAに紛れ込むのではなく，酵素に結合してそのはたらきを阻害するタイプです。

(10) ソホスブビルの登場

　こうした核酸アナログと呼ばれる抗ウイルス薬のなかでも、近年大きな注目を受けた医薬として、C型肝炎治療薬ソホスブビル（商品名ソバルディ）があります。C型肝炎は汚染された注射針などを経由して感染し、日本国内だけで150万人前後の感染者がいるとみられています。発症すると、やがて肝硬変から肝臓がんへと移行するケースが多いため、きわめて重大な感染症の一つに数えられます。しかしこれまで、C型肝炎には副作用の強いインターフェロン療法などしか手段がなく、その治療成績も決して良好とはいえませんでした。

　こうした中、米国で2013年、日本で2015年に承認を受けた画期的新薬がソホスブビルです。ソホスブビルは中核部分として、核酸塩基の一つであるウリジンによく似た骨格をもちます。下図左方の置換基は、体内に吸収された後に切断を受け、中核部分を露出させます。これは変換を経て活性代謝物（**図8-12**）となり、これがC型肝炎ウイルスのRNA合成酵素を阻害することで、ウイルスの増殖をストップさせる仕組みです。つまり、一種のプロドラッグです。

　ソホスブビルの効果は素晴らしく、わずか12週間これを飲み続けるだけで、約96％の患者が治癒に向かうといいます。ここまで効果の高い抗ウイルス薬はそうあるものではなく、近年の感染症医療の中でもきわめて大き

図8-12　ソホスブビル

ソホスブビル　1

↓

中間体　2

↓

活性代謝物（3）

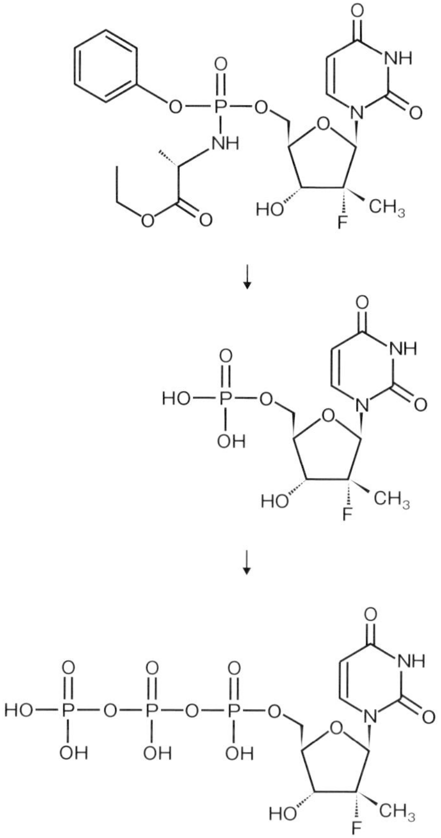

な進歩に数えられます。

(11) ノイラミニダーゼ阻害剤

　インフルエンザ治療薬として成功を収めているザナミビル（商品名リレンザ），リン酸オセルタミビル（商品名タミフル）がノイラミニダーゼ阻害剤のタイプです（図8-13）。インフルエンザウイルスの感染は，細胞表面のシアル酸を認識して結合する過程から始まります。しかしこの能力があるために，子ウイルスは細胞内部で増殖して外に出る際，感染細胞表面のシアル酸に結合してしまって外界に出ていけません。ウイルスはノイ

図8-13 ザナミビル(左)とオセルタミビル(右)

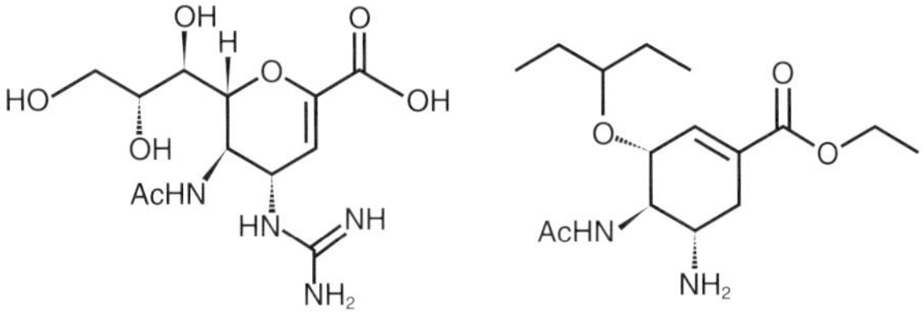

ノイラミニダーゼを阻害する
インフルエンザ治療薬。

図8-14

ラニナミビル(左)
とペラミビル(右)

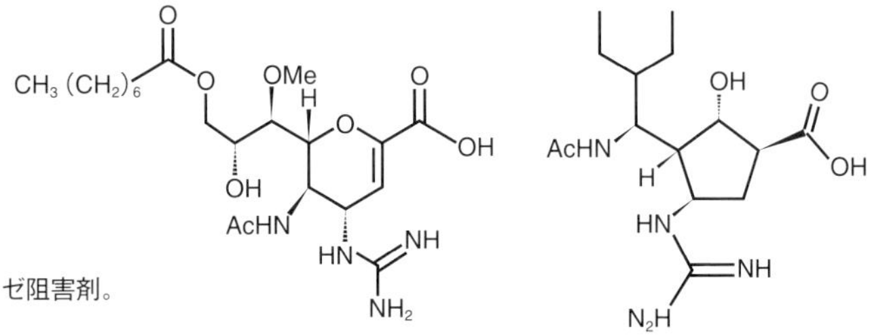

各種のノイラミニダーゼ阻害剤。

ラミニダーゼという酵素のはたらきによって、シアル酸を切断することで初めて細胞表面から解放され、感染を広げることができます。

ノイラミニダーゼ阻害剤はこの過程を阻害することでウイルスを感染細胞表面から離れられないようにし、増殖を防ぐというメカニズムです。前述の二剤のほか、ラニナミビル、ペラミビルなどが2010年に承認されています(図8-14)。

(12)バイオ医薬

B型・C型肝炎の治療には、インターフェロン療法が広く用いられています。これはもともと病原体の感染や腫瘍細胞に応答して放出されるサイトカインの一種で、ウイルスの増殖を抑え込む作用をもちます。これを外部から追加投与することで、ウイルスの撃退を助けようというものです。さらに近年では、遺伝子組換えによって創られた改良型インターフェロンも認可を受けています。

そのほか、サイトメガロウイルスに対する核酸医薬[*5]が実用化されてい

*5
この場合の「核酸医薬」は，数十塩基からなるDNAやRNA鎖をそのまま医薬として用いるもの。アシクロビルなど，ヌクレオシドに類似した構造の低分子化合物を用いる「核酸アナログ医薬」とは意味が異なる。

ます。ウイルスの作るmRNAのアンチセンスDNAを投与し，必要なタンパク質の合成を阻害することで増殖を防ぐというものです。また，HIVの作るmRNAを分解する能力をもつリボザイムを，医薬として活用する研究も進められています。こうした核酸医薬は体内で分解されやすいなどの問題がつきまといますが，今後大きな可能性を秘めています。

(13)耐性ウイルスという難敵

　抗ウイルス薬にもさまざまなタイプが登場し，臨床の場で活躍するものも増えてきました。しかしウイルスには「変わり身の速さ」という武器があり，すぐに耐性ウイルスとなって再登場してきます。とくに逆転写酵素はDNAポリメラーゼよりはるかにコピーミスがおきやすいため，RNAを遺伝子としてもつレトロウイルスは，非常に変異が速く厄介な敵です。いままで登場したエイズ治療薬すべてに耐性ウイルスが出現していますし，タミフル耐性のインフルエンザウイルスもすでに登場しています。このためウイルスに対する武器は一つでも多いに越したことはなく，今後のさらなる進展が望まれる分野です。

本章のまとめ

- 天然の微生物が身を守るために作り出す物質を培養抽出して得た抗生物質群は，感染症の駆逐に大きな力を発揮した

- 完全合成の化合物や，天然抗生物質の合成改良によって，抗菌スペクトルや安定性などの拡大・改善がなされてきた

- しかし近年抗生物質に耐性を備えた細菌が増加し，大きな問題となっている

- ウイルスは簡単なつくりであり，またきわめて多様であるため，ターゲットが少なく医薬の開発がむずかしい

- ウイルスに対しては、核酸合成阻害剤，プロテアーゼ阻害剤などが成功を収めており，バイオ医薬などの新しいタイプも登場しつつある

- ウイルスは変異が速いため耐性を獲得しやすく，今後さらなる新薬の登場が望まれる

第9章

A Guide to Medicinal Science

高血圧治療薬
——サイレント・キラーから命を守る

(1)謙信は塩に敗れた？

　日本の戦国期はエピソードの宝庫というべき時代ですが，なかでも「敵に塩を送る」という逸話はもっとも有名なものの一つでしょう．義に厚いことで知られた越後の上杉謙信が，甲斐の領民の苦しみを見かね，宿敵であった武田信玄に自国から塩を送ったという逸話です．

　裏を返せば，日本海に面した越後では，敵に送っても惜しくないほど豊かな塩を産したということです．実際，謙信は塩分の強い干物やイカの塩辛を肴に，越後の美酒を好んで飲んでいたといわれます．この生活が，彼の運命を変えてしまいました．上洛を目指して軍備を整えていた矢先，謙信は厠で倒れて数日後に息を引き取ります．享年48，高血圧の引きおこす脳卒中であっただろうというのが現代の医師の診立てです．信玄や信長さえ恐れた名将上杉謙信も，高血圧には勝てませんでした．彼がふだんからもう少し塩分や酒を控えてさえいれば，日本の歴史はずいぶん変わっていたかもしれません．

　現代でも，高血圧が健康の大敵であることは変わっていません．多くの場合，高血圧自体には自覚症状はほとんどありませんが，心疾患・脳卒中・腎不全など生命に直結する病気のリスクを高めるため，もっとも警戒

すべき生活習慣病の一つに挙げられています。このため高血圧治療薬には高いニーズがあり，総額1兆円前後という巨大市場を形成しています。現在では数タイプの降圧剤を使い分ける，あるいは組み合わせることで，高い安全性のもとに血圧をコントロールする治療法が確立しています。

本章では，これらのうち「レニン-アンジオテンシン系」に作用する治療薬を中心に紹介します。これらは降圧剤としてもっともよく使われており，その開発過程には現代創薬科学のエッセンスが詰まっています。

(2)アンジオテンシンの作用

血液は粘性の高い液体であり，大動脈から毛細血管までさまざまな場所をめぐるにもかかわらず，血圧は常に一定の範囲を保っています。このシステムを維持するため，血圧は非常に複雑な機構によって制御されており，アドレナリン・ノルアドレナリン・アルドステロン・エンドセリンなど多くの物質が関与しています。もっとも強力なのはアンジオテンシンⅡで，これは降圧剤のターゲットとしても有力となります。

レニン-アンジオテンシン系について簡単に説明しておきましょう。まずレニンという酵素の作用によって，452個のアミノ酸からなるアンジオテンシノーゲンのN末端から10個のアミノ酸，すなわちアンジオテンシンⅠ（AⅠ）が切り出されます。さらにアンジオテンシン変換酵素（ACE）がそのC末端の2アミノ酸を切断するという二つの段階を経て，アンジオテンシンⅡ（AⅡ）を生成します（**図1-1**）。AⅠには生理作用はありませんが，AⅡは血管内皮細胞にある受容体に結合し，血管収縮作用を示します。

とすれば，AⅡの生産またはそのはたらきを抑えれば，血圧の過剰な上昇を防げるはずです。これには①レニンを阻害する，②ACEを阻害する，そして③受容体をブロックしてAⅡの結合を防ぐという三つの方法が考えられます。

(3) 医薬品設計の幕開け

　このうちもっとも早く実現したのは，ACEを阻害してAⅡの生成を防ぐ②のアプローチです。ACEは前述の通りペプチドのC末端の2アミノ酸を切断する酵素です。この酵素の阻害剤をデザインするにあたり，重要な役目を演じたのはなんとヘビ毒でした。

　1973年，スクイブ社（現・ブリストル・マイヤーズ スクイブ社）の研究者たちは，ある種のヘビ毒（テプロタイド）がACE阻害作用をもつことを発見しました。この化合物はpGlu-Trp-Pro-Arg-Pro-Gln-Ile-Pro-Proという配列をもつペプチドであり，高血圧患者に対する臨床試験でも切れ味よく血圧を低下させることを見出したのです（それにしても，患者にヘビ毒を投与するとは思い切ったことをやったもので，いまであれば許されない試験かもしれません）。

　ただしこの化合物はペプチドであるため，経口投与したのでは消化酵素によって分解されてしまい，まったく効果を示しません。そこで活性を保ったまま，非ペプチド化するための努力が始まりました。ヒントになったのは，カルボキシペプチダーゼ（CPA）という酵素に関する研究です。この酵素はACEと同様に活性中心に亜鉛イオンをもち，ペプチドの末端からアミノ酸を一つだけ切り離します。

　CPAは，D-ベンジルコハク酸という化合物によって阻害されます。CPAはC末端のフェニルアラニンを認識して切断しますが，これとよく似たD-ベンジルコハク酸はしっかりとCPAに結合することができます。しかもフェニルアラニンなら切断されるはずのアミド結合が，丈夫な炭素-炭素結合に置き換わっていますので，CPAはD-ベンジルコハク酸を切断することも吐き出すこともできず，その作用が停止してしまいます（**図9-1**）。いわば木片を切断する機械に，木片と同じ形の鉄片を放り込んで機械をストップさせるようなイメージです。ACEはCPAと異なり，C末端の2アミノ酸を切り離します。そしてその先のヘビ毒テプロタイドは，末端にプ

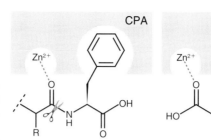

図9-1

フェニルアラニンと
D-ベンジルコハク酸

C末端のフェニルアラニンはCPAに認識されて切断を受けるが（左），D-ベンジルコハク酸はこの切断を受けず，CPAに結合して阻害してしまう（右）。

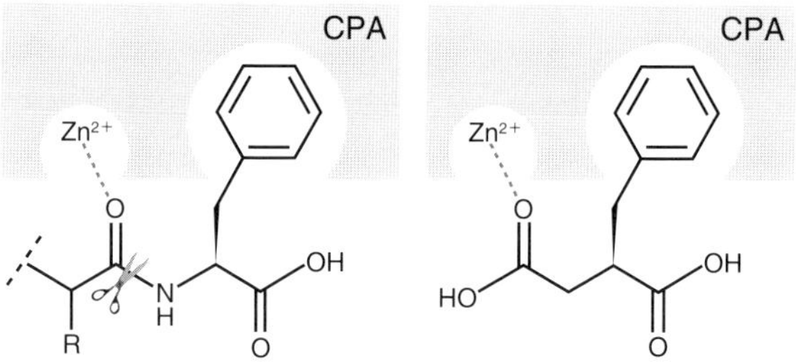

図9-2

SQ13297（左）と
カプトプリル（右）

SQ13297のカルボン酸部位をメルカプト基に変換し，カプトプリルが生まれた

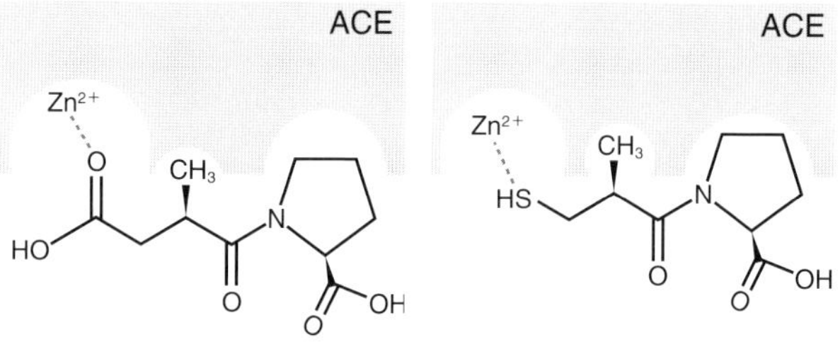

ロリンをもちます。ではプロリンに，同じようにコハク酸ユニットを結合させたらどうか？　思惑はあたり，**図9-2**のSQ13297と名付けられた化合物が，弱いながらACE阻害作用を示し，これがリード化合物となりました。

この活性をさらに上げるにはどうすればよいか？　これとは別の実験で，メルカプト基（-SH）をもった化合物が，ACEの亜鉛イオンに結合してその作用を阻害することが発見されていました。この知見を応用し，SQ13297のカルボキシ基の代わりにメルカプト基を導入してみたところ，活性が1000倍ほども上昇し，*in vivo*でも優れた作用を示す化合物が生まれました。これが有名な降圧剤カプトプリルで，史上初めて合理的な設計のもとに生まれた医薬品として有名になりました。

(4) カプトプリルの改良新薬

カプトプリル誕生の鍵となったメルカプト基ですが，酸化代謝を受けやすい置換基であり，副作用の原因となることも懸念されました。メルク社

> *1　ブラジキニン
> Arg-Pro-Pro-Gly-Phe-Ser-Pro-Phe-Argの配列をもつペプチド。平滑筋の収縮，炎症や痛みの発生にもかかわるなど，多彩な生理作用を示す。血圧降下作用ももっているため，ACE阻害剤はAⅡとブラジキニンの両面から血圧の低下をもたらすと考えられる。

図9-3　カプトプリルの改良薬・エナラプリル

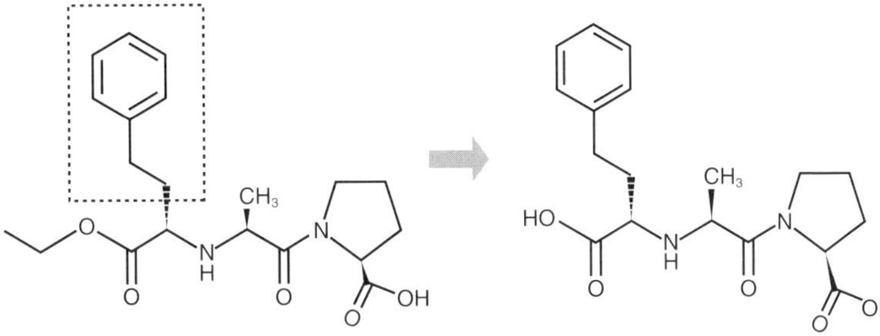

左がエナラプリル。体内の酵素で分解され，活性本体（右）となる。枠内は2-フェニルエチル基で，ACEの脂溶性ポケットに入り込むことで阻害作用を強める。

研究チームはこれをカルボキシ基に戻し，これによって低下する活性を2-フェニルエチル基を導入することで稼ぐ手段を発見しました。こうして誕生したのがエナラプリルです（図9-3）。ただし，カルボキシ基がむき出しの状態では体内動態がよくないため，エチル基を結合させてエステルの形で投与する手法が採られます。エステル体はそのままでは活性がありませんが，体内の酵素などによって切断を受け，活性本体のカルボン酸体となって効果を現します（プロドラッグ，第3章参照）。

エナラプリルの登場後はカルボキシ基をもった化合物がACE阻害剤の主流となり，プロリン部分を変換した化合物などがいくつも生み出され，現在も臨床の現場で用いられています。

(5) 苦節25年のレニン阻害剤

ACE阻害剤は一世を風靡しましたが，これらには空咳という宿命的な副作用があります。ACEはAI以外にも，ブラジキニン*1を分解する作用

図9-4

アリスキレン(レニン阻害剤)

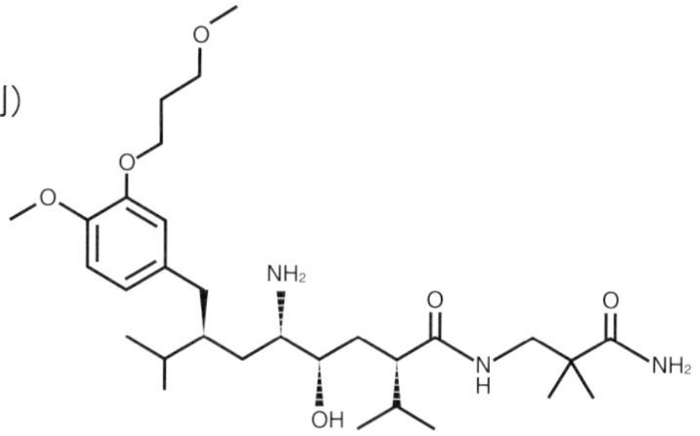

があります。ACEを阻害することでブラジキニンが蓄積し，その刺激によって咳が出るものと考えられます。

　そこで，さらに上流であるレニン阻害剤の探索も早い時期からおこなわれましたが，なかなかこのアプローチは成功せず，「レニンは薬にならない」というのがなかば定説化していました。しかし2006年，カプトプリルから四半世紀ほども遅れて，ついに初のレニン阻害剤アリスキレンが医薬承認を受け，関係者を驚かせました。

　アリスキレンは図9-4のように，どこかペプチドに似ている構造をもちます。これはレニンの本来の基質であるアンジオテンシノーゲンの構造をもとに，切断を受けやすいアミド結合を安定な結合に変換していった結果です。このようなタイプの化合物を「ペプチドミメティック」(ペプチド模倣)とよびます。ただペプチドミメティック型の化合物は，えてして分子が細長いものになるため体内動態の点では不利であり，不斉炭素が多いため誘導体合成がむずかしいといった問題もあります。レニン阻害剤の開発が遅れた理由は，こうした点にもあったと思われます。

(6) 降圧剤の切り札，ARBの開発

　空咳の副作用を避けるためには，AⅡ受容体に結合し，そのはたらきをブロックする薬剤も考えられます(Angiotensin Receptor Blocker, ARB)。こちらはおもに1990年代に開発され，医薬として大きな成功を収めています。

　ARBでも当初ペプチドミメティック型拮抗剤の探索がおこなわれまし

> ***2 臓器保護作用**
> 高血圧は脳だけでなく，心室の肥大，腎臓の糸球体内圧上昇など，多くの臓器にもダメージを与える。とくに腎臓糸球体の破壊はタンパク尿を引きおこすなど，健康を脅かす大きな要因となる。ARBやACE阻害剤はこうしたダメージをよく防ぐことが知られており，心不全・腎障害の患者に好んで使用される。

図9-5 ロサルタンの開発　　　　　　　　　　枠内はビフェニルテトラゾール構造。

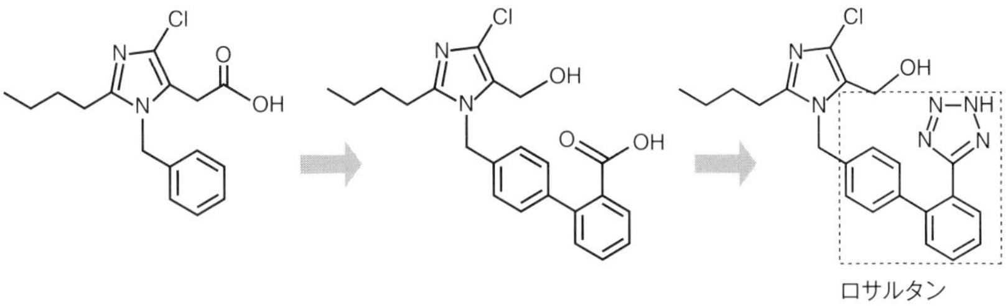

たが，前述の理由もあってあまりうまくいきませんでした。しかし武田薬品のグループが，ランダムスクリーニングによってイミダゾール酢酸骨格をもった化合物を発見し，これが世界初の非ペプチド型ARBであることを証明したのです。ただしこの化合物は医薬として日の目をみず，1982年に特許が公開されました。

これをみて研究に取りかかったのがデュポン社のグループです。細長い分子であるAIIの拮抗剤としては，武田の化合物は短すぎるという考えのもと，もっと分子を長くする方向で探索を進めました。その結果，下部ベンゼン環の先にもう一つベンゼン環を結合させ，そのオルト位にカルボキシ基をもたせた化合物(図9-5)が強力な活性を示すことを見つけたのです。

このタイプの化合物も体内動態に難があったのですが，カルボキシ基を同じく酸性の官能基であるテトラゾールに置換することで問題を乗り越えました(コラム9-1)。このビフェニルテトラゾールの優位性は決定的で，ここからいくつもの新薬が誕生しています。ARBは臓器保護作用[*2]なども優れており，現在降圧剤にもっとも広く用いられています。

コラム9-1　生物学的等価体
COLUMN

創薬の過程で化合物を変換してゆくには,「生物学的等価体」(bioisostere) という考え方が一つの指標になりうる。経験的に,「Aという原子団をBという原子団に変えても,高い確率で生理作用が保たれることがわかっている」組合せが知られている。このとき,AとBは「生物学的に等価である」といういい方をする。これらは大きさ,形状,分極が類似した原子団であることが多い。

たとえばベンゼン環とピリジン環は,6員環の構成因子の一つがCHからNに変わっただけであるため,サイズはほとんど同等である。このため,たとえば医薬分子に含まれるフェニル基をピリジル基に変えれば,活性を落とさず水溶性を上げることが期待できる。

またカルボキシ基は水素イオンを放出しやすい性質（つまり酸性）を示す。テトラゾールはカルボキシ基と同程度の酸性を示すため,両者は生物学的等価体としてはたらく。カルボキシ基をもった化合物の経口吸収性がわるい場合には,テトラゾリル基に変換することで改善が図れることがある（図）。こうした変換をいかに進めるかを体系的にまとめた「Toplissのツリー」などの指標も存在する。

図　等価変換の例

ベンゼン環からピリジン環（上），カルボキシ基からテトラゾール（下）

(7) アドレナリン受容体遮断薬

人体をめぐる各種ホルモンのうちで,アドレナリンはもっとも一般に知られたものでしょう（図9-6）。1900年,三共（現・第一三共）の創始者の一人である高峰譲吉によって発見されました。明治半ば,まだ日本の科学

が黎明期にあったころに，こうした世界レベルの発見が成し遂げられていたことは一驚に値するでしょう。

体内でアドレナリンが放出されると，心筋収縮力の上昇，皮膚などの血管収縮がおき，血圧が上昇します。そこでこのアドレナリンの受容体をブロックする化合物（拮抗剤）を作れば，降圧剤になりうると考えられました。

ただし，このアドレナリン受容体には多くの種類があり，話はそう簡単ではありません。大きく分けて，興奮作用に関与するα受容体と，抑制作用に関連するβ受容体がありますが，これらはさらに細かく分類することができ，どれに作用するかによって薬効も変わってきます。また$β_1$受容体遮断薬（$β_1$ブロッカー）一つをとっても，高血圧のほかに狭心症・不整脈・緑内障・心筋梗塞・偏頭痛などさまざまな病気に使用されます。実のところβブロッカーの降圧作用は，狭心症の治療中に偶然発見されたものです。

β受容体遮断薬の多くは，アドレナリンの構造を変換することで得られました。いくつかの薬が市販されていますが，**図9-7**枠内の構造が共通します。天然のリガンドをもとにした創薬では，このように置換基をあちこちに付加することで，受容体との結合力および選択性の向上を図ることがほとんどです。

α受容体の遮断薬も，高血圧治療薬として用いられますが，なかには違うジャンルに転用されて成功したものもあります。山之内製薬（現・アス

第9章　高血圧治療薬

図9-6 アドレナリン

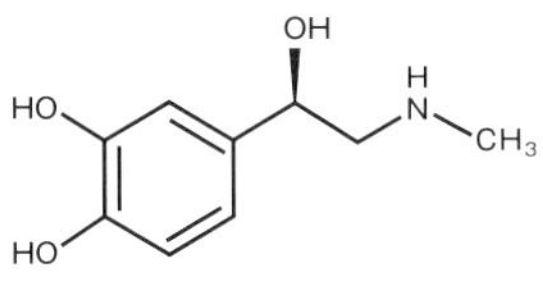

図9-7 プロプラノロール

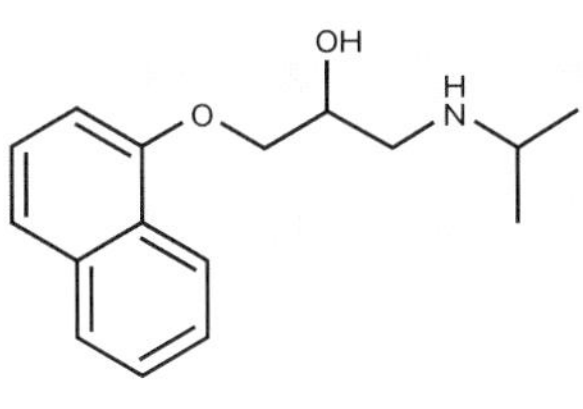

グレー地内はβ受容体遮断薬に共通する基本構造。アドレナリンの構造に，いくつかの原子を付加した構造。

テラス製薬）が開発した塩酸タムスロシン(**図9-8**)がそれで，やはりアドレナリンの構造変換によって得られた化合物です。この化合物はヒトでの降圧作用はきわめて弱かったものの，前立腺の緊張をゆるめて尿を出しやすくする作用があることがわかり，前立腺肥大治療薬として大成功を収めました。このように，ある化合物が当初の狙いになかった疾患に効くことはよくあることで，こうしたセレンディピティを逃がさず捕まえることも優れた研究者の条件といえます。

(8) その他の降圧剤

降圧剤として古くから用いられているのは各種利尿薬で，循環血漿量を減少させることで血圧を低下させます。またカルシウム拮抗剤は，血管平滑筋の細胞膜上に存在するチャネルを阻害し，カルシウムイオンの取り込みを防ぐ薬剤です。筋肉の収縮を促すカルシウムの流入が遮断されると血管の収縮が弱まり，血圧が下がるという原理を利用したものです。その多くはジヒドロピリジン骨格をもち，作用時間が長いアムロジピンがもっとも多くのシェアを占めています(**図9-9**)。

図9-8 塩酸タムスロシン

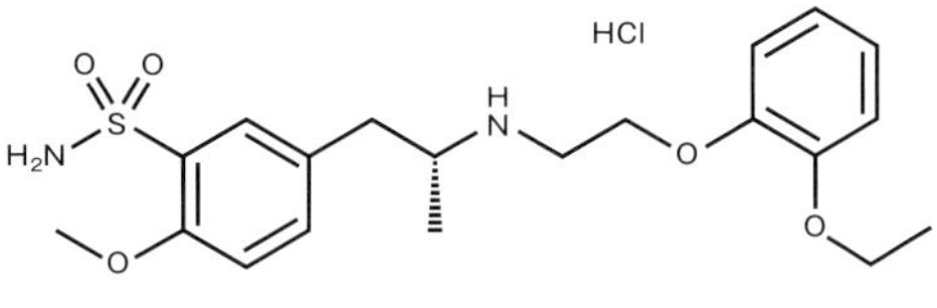

図9-9 アムロジピン

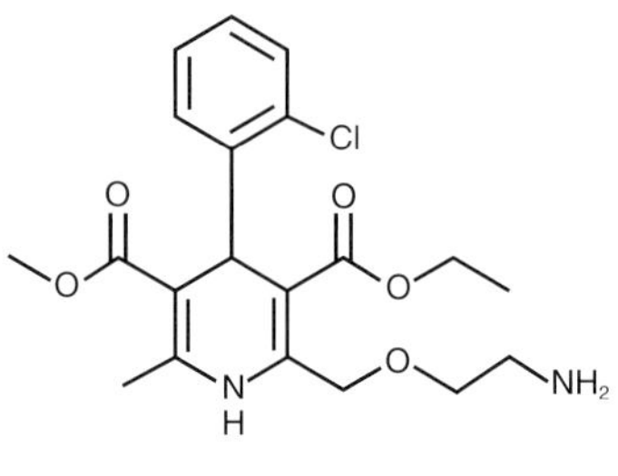

これらの薬剤は，患者の病状・合併症・体質などによって使い分けられ，効果が弱い場合には，異なる種類を併用するなどの方法が採られます。これまでに得られた多くのデータからガイドラインが定められており，いまでは高い安全性のもと血圧をコントロールできるようになっています

　かつて日本人の死因の1位であった脳血管疾患は，近年死亡率が大幅に下がっています。食生活の改善も大きな要因ですが，今回述べた高血圧治療薬も大きく寄与していると考えられます。すでに完成度の高い医薬が出そろっているジャンルですが，今後合併症や体質に合わせた新薬・合剤などが求められていくことになると思われます。

本章のまとめ

- 血圧はアンジオテンシン・カルシウム・アドレナリンなどによって制御され，これらが降圧剤のターゲットとなりうる
- レニンおよびACEの阻害剤はペプチドミメティックタイプの医薬が上市されている
- アンジオテンシンⅡ受容体拮抗剤はランダムヒットからの改良によって完成

第10章

A Guide to Medicinal Science

高脂血症治療薬
——健康の大敵・コレステロールを退治する

　これまでにもっとも多くの人命を奪った動物は何でしょうか？　それはトラでもクマでも毒ヘビでもなく，ニワトリだという説があります。鶏卵はコレステロール（**図10-1a**）が多く含まれるため，動脈硬化の引き金になるからだ，という一種のジョークです。

　コレステロールが健康の大敵であることはよく知られています。過剰なコレステロールは血管内壁に蓄積し，虚血性心疾患や脳血管疾患などの重大な症状を引きおこします。これらは現在，日本人の死因の2位・4位を占めており，ほぼ4人に1人がこれらの病気で亡くなっています。コレステロールのコントロールが，きわめて重要であるゆえんです。

　ただし実際には，コレステロールは食物から摂取するよりも，体内で合成される量のほうがずっと多いことがわかっています。というわけで先のニワトリの話は濡れ衣で，コレステロールを減らしたければまず脂肪摂取を抑えること，つぎに医薬でその合成を抑えることが必要になります。というわけで，コレステロールを低下させる医薬の探索は古くからおこなわれてきました。

(1)コレステロール生合成の長い道のり

　ご存じの通り，コレステロールは血管に詰まってしまうだけの無用の長物ではありません。細胞膜の成分として不可欠ですし，各種ステロイドホルモンやビタミンDの原料にもなります。このため生体は，20工程以上の大変な手間ひまをかけてコレステロールを合成しています。

　コレステロールを含むステロイド類も，この生合成経路を通っています。長い鎖状の化合物であるスクアレンに一つ酸素原子が付加され，ここから一挙に四つの環が形成されるみごとな反応によって，あのステロイド骨格が形成されるのです。ここからさらにいくつかの変換が施され，ようやく目的のコレステロールができあがります。

　ステロイド骨格生合成系は，細菌から哺乳類までほとんどの生物に保存されている重要なシステムです。とはいえ数ある有機化合物のなかで，なぜかくもステロイド骨格が重宝されているのかは，ちょっとした謎です。

　図10-1に示した一連のステロイド生合成経路のどこかを止めてやれば，コレステロールの蓄積は抑えられるはずです。しかしどの段階を抑えてもいいというほど，薬創りは簡単ではありません。鍵を握るのは，メバロン酸という化合物です。

　コレステロールの生合成は，もとをたどれば炭素二つを含む化合物の酢酸からスタートします。酢酸は三つ連結し，6炭素のヒドロキシメチルグルタリルCoA（HMG-CoA）という化合物になります。これがHMG-CoA還元酵素のはたらきによって還元を受け，メバロン酸が生成されるのです。メバロン酸はさらに変換を受けて5炭素のユニットとなり，これが六つ連なってスクアレンに，そしてステロイド骨格へ──という道のりをたどります(**図10-1**)。

　この長い工程のなかでなぜメバロン酸合成の段階が特記されるかといえば，HMG-CoA還元酵素がステロイド骨格生合成ルートの律速酵素だからです。律速酵素とは，全工程のなかでもっとも反応速度が遅い酵素の

図10-1　コレステロールの生合成経路

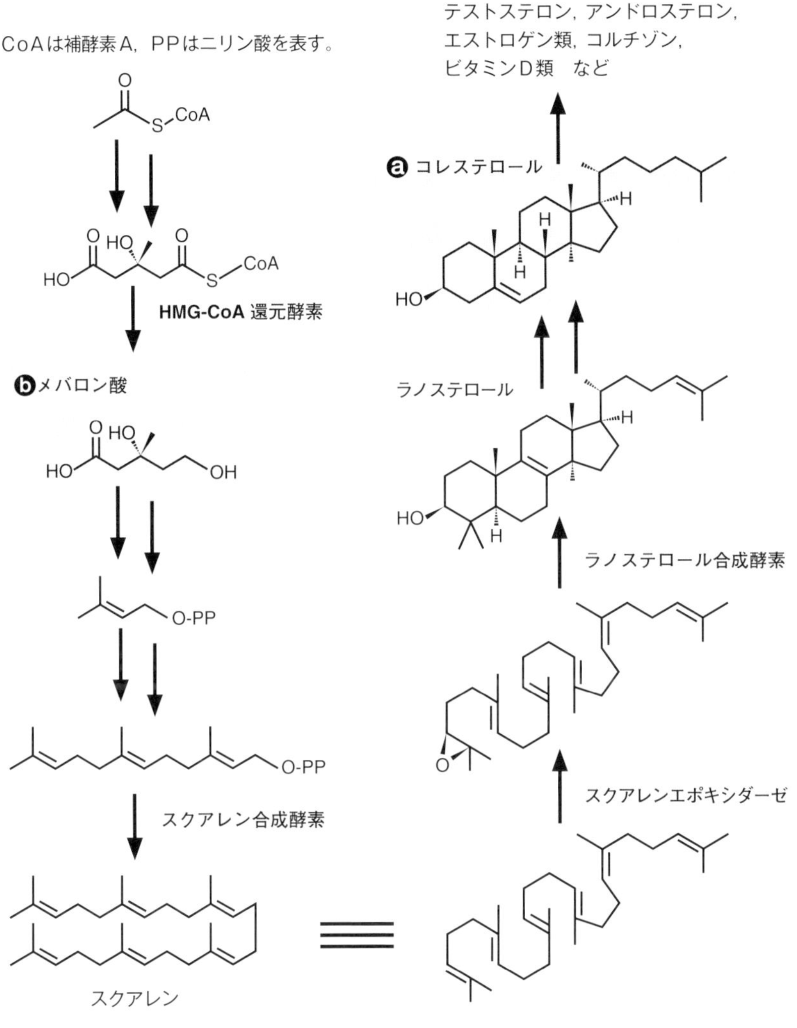

CoAは補酵素A，PPはニリン酸を表す。

ⓐ コレステロール

ⓑ メバロン酸

HMG-CoA 還元酵素

ラノステロール

ラノステロール合成酵素

スクアレンエポキシダーゼ

スクアレン合成酵素

スクアレン

テストステロン，アンドロステロン，エストロゲン類，コルチゾン，ビタミンD類　など

ことであり，この段階以外の速度がいくら高まっても，コレステロールの合成速度はこの律速酵素の反応速度以上にはなりません。いわばHMG-CoA還元酵素こそはコレステロール生合成系の「ツボ」であり，この酵素が脂質異常症治療薬のもっとも理想的なターゲットになりうるのです。

(2) 救世主になったニワトリ

　1973年，三共（現・第一三共）の遠藤章らは，微生物の培養産物からコレステロール低下剤を探索する研究に取り組んでいました。そして6000株以上のカビの生産物を処理したなかから，ついに強力なコレステロール生産抑制作用をもつ化合物を発見したのです。ML-236B（またはコンパクチン）と名付けられたこの物質を生産していたのは，京都の老舗の米屋に生えていた青カビの一種だったといいます（P 69参照）。

　意図していたわけではありませんでしたが，ML-236Bのターゲットはコレステロール生合成系の急所であるHMG-CoA還元酵素であり，理想的な阻害剤でした。*in vitro*での効果は素晴らしいものがあり，さっそくラットでの動物実験がおこなわれたのですが，研究はここでいきなり暗礁に乗り上げました。ML-236Bをいくら投与しても，ラットのコレステロール生産は一向に低下しなかったのです。

　創薬の過程では，*in vitro*と*in vivo*の実験結果が食い違うことはよくありますが，その理由の解明は多くの場合容易ではありません。会社側からも一度は研究中止命令が出されたのですが，遠藤は引き下がりませんでした。遠藤は，よそのチームがニワトリを用いた実験を終え，不要なので処分しようとしていることを聞きつけ，これを譲り受けたのです。ニワトリはコレステロールを多量に作るため，薬を与えればその影響が表れやすいのではないかという直感でした。この考えは図にあたって，みごとニワトリの体内コレステロールは低下し，プロジェクトは息を吹き返したのです。

　なお，ML-236Bがラットやマウスで無効であったのは，これらの動物は体内コレステロール濃度の恒常性維持機能が強力なためであったことが後に判明しています。コレステロール合成を阻害しても，その分を補うように酵素が新たに誘導されてしまうため，表面上ML-236Bは無効であったようにみえたのです。

　さらに，このML-236Bのイヌでの代謝を調べるためその尿を分析して

図10-2 プラバスタチンナトリウム

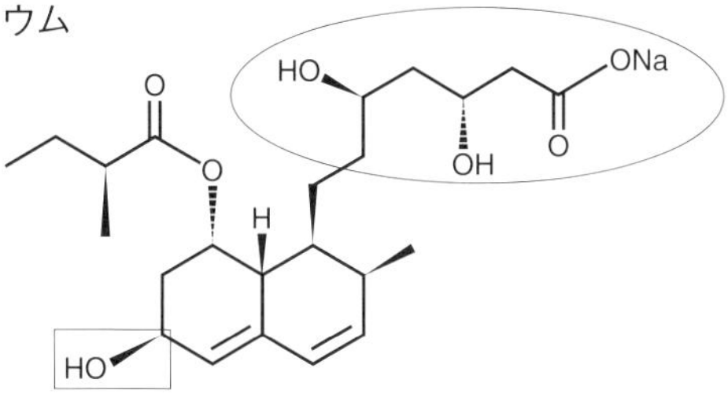

楕円で囲んだ部分は，ML-236Bのラクトン環を加水分解によって開環したもので，メバロン酸に類似した構造となっている。四角で囲んだ部分が，代謝によって付加されたヒドロキシ基。

みたところ，もとの化合物よりも強力な作用をもち，優れた体内動態を示す化合物が見つかりました。これをなんとか量産することはできないか検討した結果，ある種の微生物にML-236Bを処理させると同じ化合物を作ることがわかり，道が開けました。この化合物こそが，史上初めて国内売上高が1000億円を突破した大ベストセラー，プラバスタチンナトリウム（商品名メバロチン）にほかなりません（**図10-2**）。このように，医薬創りにはあらゆる手段が組み合わされ，ベストの化合物が選ばれていくものです。研究開始からプラバスタチンの上市までには18年半もの歳月を要しています。

(3) スタチン剤の登場

遠藤の執念なくして，プラバスタチンの登場はありえませんでした。「これは必ず薬になる」という遠藤の信念を支えたのは，ML-236Bの構造であったといいます。ML-236Bは基質であるメバロン酸によく似た構造を含んでおり，この部分がHMG-CoA還元酵素を「だまして」結合しているのです。これは筋のいい阻害剤に違いない——こうした研究者の勘，数値化できない手応えのような部分は，実際に研究を進めるうえでときに非常に重要になるものです。

このメバロン酸類似部分を残し，他の部分を変換して優れた薬を創り出そうという試みは数多くなされました。天然物から得たヒントを合成手法で展開するこの方法は大きな成功を収め，いくつもの新薬が生まれてい

図10-3 スタチン剤

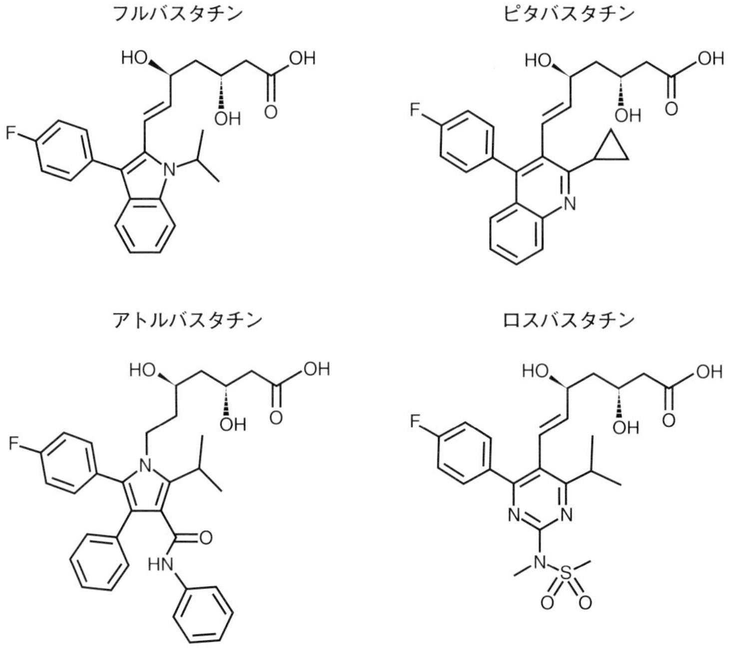

フルバスタチン　　　　　　　ピタバスタチン

アトルバスタチン　　　　　　ロスバスタチン

ある程度共通した構造が読み取れるスタチン剤。

ます。これらの医薬は「フルバスタチン」「ピタバスタチン」「アトルバスタチン」「ロスバスタチン」など，語尾に「スタチン」がつくことになっており，「スタチン剤」と総称されます**(図10-3)(コラム10-1)**。

　なかでもアトルバスタチン（ファイザー社より発売，商品名リピトール）はその強力な作用からベストセラーとなり，ピーク時には年間130億ドルを超えるという医薬として当時史上最大の売上をたたき出しました。スタチン剤全体では年間300億ドルを超える売上を記録するなど，巨大市場を築き上げました。医薬にかぎらず，あらゆるジャンルを見回しても，これだけ売れた商品はおそらくほかにほとんどないでしょう。この「史上最大の医薬」誕生の影に，一人の日本人研究者の苦闘があったことは，もっと知られてもいいことではないかと思います。

コラム 10-1　スタチン剤以外の脂質異常症治療薬

　コレステロール抑制のために，以前から用いられていた医薬としてはコレスチラミンがある。その実体は，一種の合成樹脂の粉末である。胆嚢から分泌される胆汁にはコール酸などの化合物が含まれており，これは腸で再吸収されてコレステロールの原料となる。このとき、帯電したコレスチラミンは，負電荷をもつコール酸をからめとって体外に排出してしまうので，コレステロール生産を抑えられる。

　スタチン剤の成功を受けて，その他のコレステロール生合成阻害剤も数多く検討された。スクアレン合成酵素やスクアレンエポキシダーゼなど，HMG-CoA還元酵素よりも下流を阻害すればより副作用は少ないとも考えられる。前者の阻害剤としてザラゴジン酸やTAK-475（武田薬品），後者の阻害剤としてNB-598（万有製薬）などが検討されたが，いまのところこれらのアプローチはコレステロール低下薬としては成功に至っていない。

本章のまとめ

- スタチン剤は，コレステロール生合成経路の律速酵素・HMG-CoA還元酵素を阻害する薬剤である
- 天然物ML-236Bをもとに変換がおこなわれ，さまざまな医薬が誕生した
- スタチン剤は年間3兆円を売り上げた，大ベストセラー

第11章

A Guide to Medicinal Science

変容する抗がん剤の科学
——偶然から必然へ

(1) がんは国民病

　がんによる死亡は，1981年に心疾患を抜いて日本人の死因のトップに躍り出て以来，なおも増え続けています。いまやがんは死因の3割を占めるようになっており，「国民病」といっても過言ではないでしょう。

　がんの治療法として，現在では外科療法・放射線療法・化学療法が，三大治療法として確立しています。外科手術によって腫瘍を切除してしまうのがもっとも強力ですが，やはり患者に大きな負担を与えることになります。放射線療法は手術にくらべて侵襲性は低いものの，正常細胞にもダメージを与える場合もあり，部位によっては放射線が届かず適用不能なこともあります。

　化学療法，すなわち投薬による治療は，副作用があるものの多様な選択肢があり，さまざまな部位・進行度のがんに対して適用可能です。また単独での治療だけではなく，手術前に抗がん剤で病巣を小さくしておく，再発防止のために術後に使用するといった方法も採られます。というわけで抗がん剤は常に大きなニーズがあり，また近年進歩がいちじるしい分野でもあります。

(2)毒ガスから生まれた抗がん剤

 がんを抑える薬——抗がん剤は、がん細胞の分裂増殖を食い止める化合物ですが、これにもさまざまなタイプがあります。代表的なのは、DNAになんらかのダメージを与えることでその複製を阻害するタイプです。

 最初の抗がん剤は、意外なことに毒ガスの研究によって発見されました。1943年、ドイツ軍の攻撃によって、自軍のマスタードガス（**図11-1a**）を浴びた米軍兵士83名が亡くなったことがありました。彼らの死因を調べてみると、意外なことに皮膚や気管支の損傷などではなく、感染症による死者が多いことがわかりました。これはマスタードガスの効果によって、白血球が減少して細菌に対する抵抗力が落ちたのが原因でした。医師T・ドハティは、白血球同様、増殖の速いがん細胞に対しても似たような効果が期待できるのではないかと考え、類縁体のナイトロジェンマスタード（**図11-1b**）を使って動物実験をおこないました。結果、投与を受けた動物の腫瘍はみごと縮小し、生存期間も延長することがわかりました。これが史上初の抗がん剤誕生につながったのです。

 後の研究で、ナイトロジェンマスタードの強い作用の原因は、DNAに対する強い結合能力にあることがわかりました。この化合物はDNAの核酸塩基に対してアルキル化剤としてはたらき、共有結合を作ってその機能

図11-1 毒ガス研究から生まれた抗がん剤

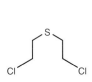

ⓐ マスタードガス　　ⓑ ナイトロジェンマスタード　　ⓒ シクロホスファミド

を失わせていたのです。その後もこの化合物は改良を受けており、シクロホスファミド(図11-1c)などはいまも臨床の現場で使われているもっとも有力な抗がん剤の一つです。

放線菌から発見されたマイトマイシンC、ダウノルビシンなどは、DNAの二重らせんの隙間に入り込んだうえで共有結合を形成してしまうことで、その複製を阻害します。ほかにも、発酵法(66P参照)によって得られた抗がん剤は少なくありません。

(3) プラチナでがんと戦う

炭素を含まない純然たる無機化合物が、医薬となる例はきわめてまれです。まして貴金属である白金(プラチナ)の化合物が、がんに対して有効であるというのはかなり意外な感じを受けます。実をいうと、これも偶然によって発見された化合物です。

1965年、電場が大腸菌に与える影響を調べていたバーネット・ローゼンバーグは、条件によって菌の増殖が大幅に抑えられるケースがあることを発見しました。この原因を精査したところ、予想に反して電場は何の影響も与えておらず、真犯人は電極に用いられた白金だったことがわかりました。白金が一部溶液に溶け出してできた、図11-2のような錯体が大腸菌の増殖を食い止めていたのです。

その後この錯体は、図のようにDNAに結合して正常な機能を妨げ細胞増殖を阻害することがわかりました。この化合物はシスプラチンという名で抗がん剤として発売され、半世紀近くを経た現在も腎臓・膀胱・卵巣などのがんによく用いられています。またこれを改良した、カルボプラチン(図11-3a)、オキサリプラチン(図11-3b)なども臨床の場で活躍しています。

図11-2
DNAに結合する白金錯体

図11-3
シスプラチンの改良により得られた抗がん剤

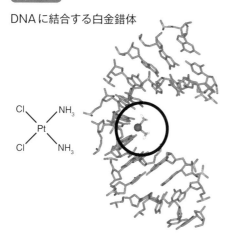

ⓐ カルボプラチン

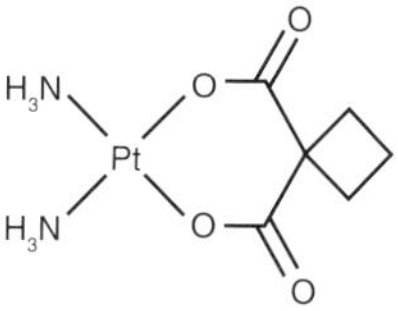

ⓑ オキサリプラチン

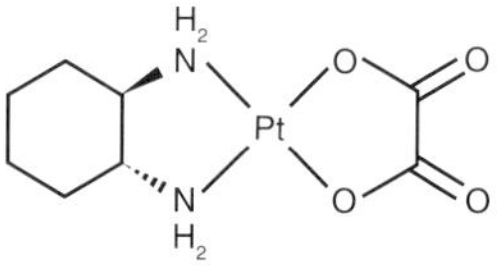

シスプラチン分子（左）。DNAにしっかりと結合し，その正常な機能を妨げる。中央付近の丸で囲んだ分子が白金錯体（右）。

(4) 微小管に作用する薬

　細胞分裂を停止させる抗がん剤でも，DNA以外をターゲットとするものがあります。有名なのは，セイヨウイチイの木から得られるパクリタキセルです。

　細胞が分裂する際には，微小管とよばれる構造が作られ，分裂中の細胞を内側から支える支柱になります。これは α-および β-チューブリンというタンパク質がつぎつぎに連結し，チューブ状になったものです。微小管は細胞分裂が終わる際には解体されなければなりませんが，パクリタキセル（図11-4）は微小管に結合してこの脱重合過程を止めてしまいます（P78参照）。これによって正常な細胞分裂を阻害し，がん細胞の増殖を食い止めるというアプローチです。

　同じジャンルの抗がん剤としては，パクリタキセルの改良によって生まれたドセタキセル（図11-5）や，細菌の培養によって発見されたエポチロ

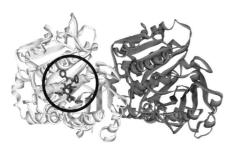

図11-4 微小管に作用するパクリタキセル

α-およびβ-チューブリンのヘテロダイマーに結合するパクリタキセル。丸で囲んだ分子がパクリタキセル。

図11-5 微小管に作用する抗がん剤の例

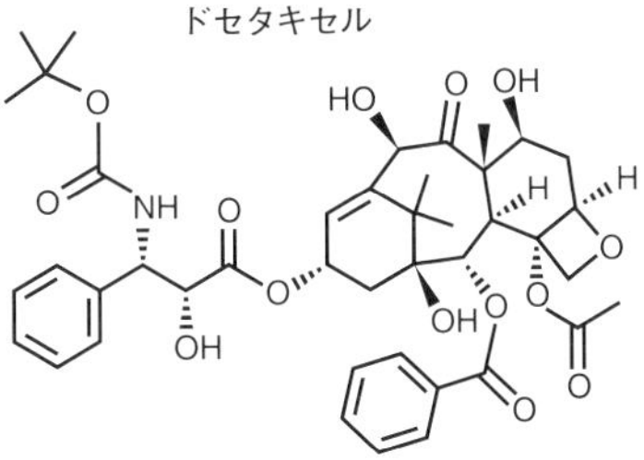

ドセタキセル

ン誘導体（P77参照）などが上市されています。また最近登場したエリブリン（P80参照）は，微小管の脱重合ではなく，伸長を阻害することで細胞増殖を止める新しいタイプの抗がん剤です。

（5）ニセ核酸でがん細胞をだます

がん細胞は非常に活発に増殖しますので，多量の核酸合成をおこなわねばなりません。この過程を阻害することで，がん細胞の増殖を防ごうというアプローチもあります。このタイプの抗がん剤を，「代謝拮抗薬」とよびます。このグループの重要な抗がん剤としては，核酸塩基のウラシルにフッ素が一つついた5-フルオロウラシル（5-FU，図11-6a）が挙げられます。

本物のウラシルはまず糖と結びついてデオキシウリジン一リン酸（dUMP）となり，さらにメチル化を受けてDNAの構成要素であるチミジル酸（dTMP）へ変換されます。ウラシルによく似た5-FUも同じ経路に取り込まれますが，本来メチル化を受けるべき位置にフッ素があるためチミジル酸への変換が進まず，その合成酵素に結合したままになってしまいます。これによって，DNA鎖の伸長を阻害するというメカニズムです。

図11-6 核酸合成過程に作用する抗がん剤

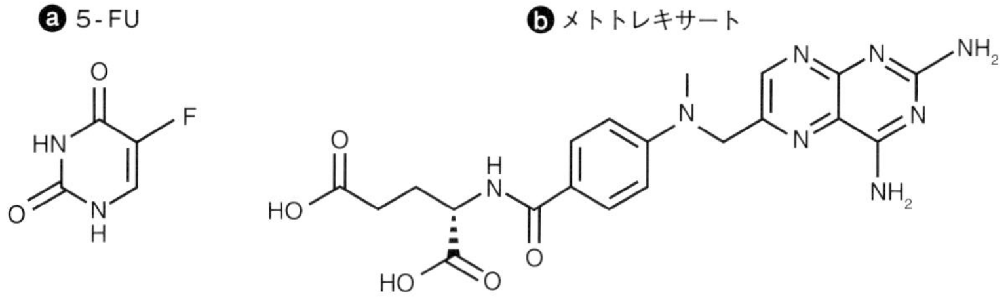

ⓐ 5-FU　　　　　　　　　　**ⓑ** メトトレキサート

またDNAのメチル化には、補酵素としてテトラヒドロ葉酸を必要とします。メトトレキサート（**図11-6b**）はテトラヒドロ葉酸の生産過程を止めるはたらきがあるため、間接的にDNAの合成を阻害する作用をもちます。広い範囲のがんに有効であるほか、免疫抑制作用もあるため、リウマチなどにも常用されます。

(6) 抗がん剤の副作用

　抗がん剤といえば、副作用が強いというイメージがつきまといます。正常細胞にはなるべく影響を与えず、選択的にがん細胞の増殖だけを防ぐ化合物がよいのはもちろんです。しかしがん細胞は、さまざまな変異がおきているとはいえ、やはり自分自身の細胞であり、区別をつけて攻撃をかけることがむずかしいのです。このため正常細胞でもとくに増殖の盛んな場所である、毛根や骨髄、消化管粘膜などが抗がん剤の影響を受け、それぞれ脱毛・貧血・吐き気や下痢などの副作用を引きおこしてしまいます。

　これまで挙げた抗がん剤は、メカニズムはさまざまですが、いずれも細胞の分裂を食い止める（細胞毒性）化合物であることは共通しています。いわば「敵の敵は味方」で、がん細胞に対する毒となる化合物を、体に対するダメージ覚悟で使っているにすぎません。そこで、がん細胞だけを見分けて叩く治療薬の開発が近年急速に進んでいます。

(7)サリドマイドで「兵糧攻め」

　催眠薬とし発売されたサリドマイドは，妊婦が服用すると短肢症の子どもが生まれるという重大な副作用で，世界中で大きな悲劇を巻きおこした医薬です。ところが最近になり，この薬が抗がん剤として新たな脚光を浴びています。

　サリドマイドには血管が新しく作られることを防ぐ作用があり，これが胎児の手足の成長を妨げたのが催奇形性の原因でした。一方，がん細胞は盛んに増殖するため，血管を新しく作って栄養を引いてこようとします。サリドマイドはこれを防ぎますので，がん細胞を「兵糧攻め」にすることができ，多発性骨髄腫などに有効なのです。血管新生は通常健康な成人の体内ではほとんどおこっていないため，有力なターゲットになります（コラム11-1）。

(8)分子標的治療薬の登場

　がん細胞の増殖だけを防ぐにはどうすればよいか。がん細胞の分裂には必須でありながら，通常細胞ではほとんど発現していないタンパク質をターゲットとし，その機能を阻害してやればよいはずです。近年シグナル伝達機構の解明が進み，こうした新しいタイプの抗がん剤がつぎつぎに実用化されています。

　たとえば上皮成長因子（EGF）は，細胞表面にある受容体（EGFR）に結合して内部に刺激を伝え，細胞の分裂を促します。ある種のがん細胞ではEGFRが過剰に発現しており，これが無制限な増殖に大きく関与しています。

　ゲフィチニブ（商品名イレッサ）は，EGFRに結合してこのシグナル伝達を遮断する薬剤です（図11-7）。肺がんなどに有効であり，大きな注目のもと世界で最初に日本で承認を受けました。しかしその後この薬は，間質性肺炎などこれまでの抗がん剤とは違う種類の副作用を引きおこすこ

*1 ただしゲフィチニブの副作用は旧来の抗がん剤にくらべて統計的に多いとはいえず，著効を示すケースもあるため，高く評価する意見も少なくない。

*2 HER2 細胞膜上に発現する受容体型チロシンキナーゼの一種。EGFRに類似した構造をもつが，いまのところHER2の内在性リガンドは見つかっていない。いくつかのがんで，HER2遺伝子に増幅・変異がおきているケースが確認されている。乳がんにおけるHER2陽性の割合は20〜25%で，一般に悪性度が高い。

図11-7 ゲフィチニブ

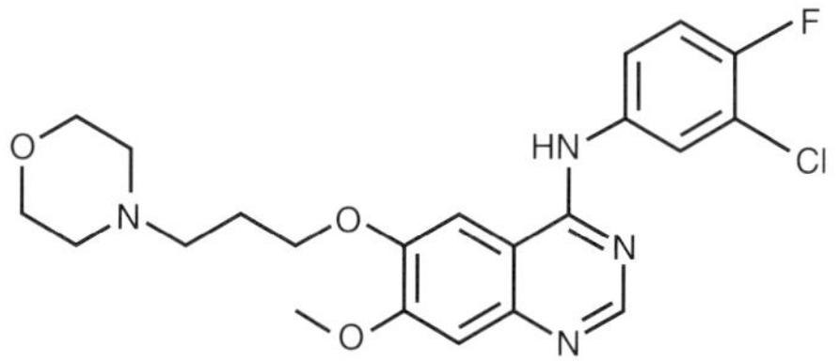

とがわかり，社会問題になりました[*1]。このあたり，なかなか副作用の切り離しはむずかしいものであるという一例です。

　シグナル伝達はタンパク質同士の相互作用であるため，サイズの小さな低分子医薬でこれを阻害するのは一般にむずかしいとされます。そこで，抗体医薬（第7章参照）を用いて，相互作用をブロックする手法が効果をあげています。HER2[*2]と特異的に結合するモノクローナル抗体トラスツズマブ（商品名ハーセプチン）などは代表的な成功例で，乳がんの治療に大きな進展をもたらしました。これらがん細胞特有のタンパク質をターゲットとする新しいタイプの医薬を「分子標的治療薬」とよびます。

(9) ニボルマブの登場

　実のところわれわれの体内では、一日数千個ものがん細胞が新たに発生しているといわれます。しかしこれらがん細胞は、ほとんどの場合目に見えるまでに成長することはありません。免疫系によってがん細胞は異物と判定され、すぐさま排除されているからです。

コラム11-1　サリドマイドの多様な作用

　サリドマイドは催眠作用のほか，ハンセン病にともなう炎症の治癒，エイズウイルスの増殖抑制，糖尿病性網膜症の治癒など，きわめて多彩な生理作用を示す。これらの病気に対する治療薬としても，現在研究が進められている。

　多発性骨髄腫に対しても，血管新生だけでなくアポトーシス誘導・細胞増殖抑制などの効果があり，サリドマイドの抗がん作用はこれらが複合したものとみられる。

　ただし，サリドマイドは体内で多数の代謝物を生成し，それぞれが体の各部位に対して複雑に相互作用するため，解析はむずかしい。上述の各種作用も，全容の解明はいまだなされていない。

サリドマイド

　しかしがん細胞もまた、きわめてしたたかです。がん細胞は分裂増殖の際に変異をおこしますが、このときまれに免疫細胞の攻撃をかいくぐるものが生まれてしまうのです。こうなると、がん細胞は制約のない暴走を始め、一気に危険な存在になってしまいます。そこで、免疫系を強化することで、がん細胞を退治させようというアプローチがおこなわれてきましたが、これはあまりうまくいきませんでした。

　1992年、京都大学の本庶佑らは、がん細胞が免疫系の攻撃を防ぐ仕組みを解明しました。がん細胞の表面にはPD-L1というブレーキ役のタンパク質が突き出ており、これが免疫細胞表面のPD-1というタンパク質に結びつくことで、免疫系の攻撃を止めてしまうのです。

※3
その後、薬価改訂によって半額以下に引き下げられている。

そこで、PD-1に結合して「ふた」をする抗体を用いることが考えられました。これがニボルマブ(商品名オプジーボ)で、近年もっとも大きな注目を受ける抗がん剤です。今までの治療法ではどうしようもなかったような進行がんに対しても著効を示すケースもあり、サイエンス誌による2013年の「ブレークスルー・オブ・ザ・イヤー」にも選ばれました。

がん治療に新たな地平を切り拓きつつあるニボルマブですが、すべてにわたって理想の薬というわけではありません。たとえばニボルマブが肺がんに効果をあらわす割合は約2割程度にすぎません。なぜ多くの患者には無効か、どのような患者に有効なのかといったことは、まだ十分解明されていません。

そしてもう一つこの薬には当初、患者一人あたり年間約3500万円という非常な高薬価がつけられたことが議論をよびました。これが数万人の患者に投与されれば薬剤費が数兆円にもおよび、医療保険制度を崩壊させかねないという指摘がなされたのです[※3]。

これほどではないにせよ、分子標的治療薬には軒並み高薬価がついており、その社会的影響が問題視されています。創薬に携わる研究者も、こうしたインパクトについて知っておく必要があるでしょう。

本章のまとめ

- 現在主流の抗がん剤は、DNAに結合するなどしてがん細胞の増殖を食い止めるものである
- このタイプの抗がん剤は、正常細胞にも作用してしまい副作用を引きおこす
- がん細胞特有のタンパク質を狙い撃ちする「分子標的治療薬」などの登場によって、がん治療は変化しつつある

第12章 糖尿病治療へのさまざまなアプローチ

A Guide to Medicinal Science

(1) 平安朝の糖尿病

「この世をば わが世とぞ思ふ 望月の 欠けたることもなしと思へば」——平安中期，摂関政治の全盛時代に藤原道長が詠んだ，あまりにも有名な歌です。娘を三人も天皇の内裏に送り込み，摂政・太政大臣に登り詰めた道長は，この時期まさに権力の絶頂にありました。

しかしこの歌を詠んだ51歳の道長は，もはやこの権勢を心から楽しめる状態にはなかったのかもしれません。彼の体は，すでに病魔に蝕まれていたのです。この2年ほど前から，道長はのどの渇きを訴え，やたらに水を飲むようになりました。肥満体であった彼は徐々に痩せ始め，体力と視力の急速な衰えに悩まされます。やがて彼の背中には大きな腫れ物ができ，これが致命傷となりました。享年62，死出の旅を激しく恐れながらの逝去であったと伝えられます。

道長の命を奪った病気は何であったのか。現代の医師たちの診立ては，糖尿病ということでほぼ一致しています。連日の美食と過度の飲酒，政権闘争からくるストレス，さらに彼の伯父や甥，兄も同様の症状を発していることから，遺伝的要因ももっていたのでしょう。日本史上空前の栄華を極めた道長は，その栄華のために滅んだといえます。

平成28年の厚労省調査によれば,「糖尿病が強く疑われる者」は1 000万人に達し,「疑いがある者」もこれとほぼ同数いるとされます。50年前の40倍近くにも達しています。いまや国民の6人に1人が心配しなければならないこの病気に対する治療薬のニーズは高く,さまざまなアプローチの医薬が登場しています。

(2) 糖尿病とは何か

　糖尿病の名は,文字どおり尿に糖分が排出され,甘くなるところからつけられました。しかし現代では,血液中のブドウ糖濃度（血糖値）が異常に高くなった状態と定義されています。血糖値は,グルカゴン・コルチゾール・インスリンなどいくつかのホルモンによってコントロールされて

コラム12-1　糖尿病の合併症
COLUMN

　ブドウ糖は血液に乗って運ばれ,全身の筋肉や脳細胞などに取り込まれて,これらを動かすエネルギー源となる。しかし高血糖状態が長く続くと,各種タンパク質にブドウ糖が徐々に結びつき（グリケーション）,組織の正常な機能を失わせる。網膜や腎臓の微細血管がダメージを受けるとそれぞれ網膜症や腎障害を,心臓や脳の大血管が傷害されると狭心症や脳卒中などの原因となりうる。また高血糖状態が細胞内シグナル伝達に異常を引きおこし,血管細胞のアポトーシスの引き金となるという説も提唱されている。

　近年では,糖尿病そのものの治療薬に加え,こうした合併症の治療薬開発も盛んになっている。たとえば糖尿病性腎症は腎不全へと進行し,人工透析や腎移植などの治療が必要になってしまう。このため,治療薬開発が各社で進められており,エンドセリン受容体拮抗薬,MR受容体拮抗薬などいくつかの化合物が臨床試験段階にある。

いますが，なんらかのきっかけでこのバランスが崩れるために発症します。とくに唯一血糖値を下げるはたらきをもつインスリンは，この病気の鍵を握る存在といえます。

糖尿病のうち，インスリン生産を担う膵臓のβ細胞が死んでしまうタイプを1型，インスリンが出ているにもかかわらずそのはたらきが悪くなるのが2型と分類され，日本人の糖尿病患者は9割が後者とされます。ただし原因はさらに細かく分類できるので，糖尿病は単一の疾患というより，病気の総称であるという見方もできるでしょう。

糖尿病の恐ろしさは，高血糖状態そのものというより，その合併症にあります（**コラム12-1**）。血液中の糖の濃度が上がることによって，余分な糖が各種タンパク質と反応して機能を失わせてしまうのです。たとえば先ほどの道長の場合，目が見えなくなったのは糖尿病性網膜症，腫れ物は免疫力低下による感染症，死を激しく恐れたのは心血管の異常からくる不安発作と考えられています。そのほか糖尿病は，腎障害，脳梗塞，心筋梗塞など重大な合併症の原因になるほか，認知症の危険因子であるともいわれます。

(3) インスリンの登場

糖尿病に対する医薬として，もっとも有名かつ古くから使われているのはインスリンです（**図12-1**）。1921年に動物の膵臓から発見されましたが，翌年には製薬会社によって早くも量産が開始，翌々年には発見者の二人にノーベル生理学・医学賞が与えられていますから，その効果がいかに画期的であったかわかります。

インスリンは51アミノ酸からなるペプチドホルモンであり，細胞へのブドウ糖取り込みやグリコーゲン合成を促すことで，血糖値を下げる効果があります。インスリン生産能が低下している1型糖尿病患者では，体外からインスリンを投与することで血糖値をコントロールすることが必須です。ただしペプチドであるため口から飲み込んだのでは消化酵素によって分解

図12-1　インスリンの構造

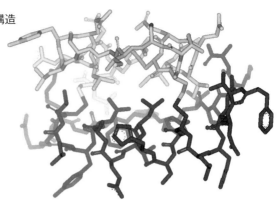

21個のアミノ酸からなるA鎖（淡色）と，30個のアミノ酸からなるB鎖（濃色）が，2か所のS-S結合で結びついている。

されてしまいますので，皮下注射によって投与する必要があります。

　かつてインスリンの生産は動物からの抽出によっていましたが，現在は遺伝子組換えによる方法に置き換わっています。また最近，「速効型インスリン」も登場しました。インスリンは高濃度ではお互いがくっつき合って6量体を形成しており，皮下でこれが単量体に分離してから効き目を現します。超速効型では，多量体を形成しないようアミノ酸配列が入れ替えられているため，ほぐれるための時間を要さずすぐに効果が出るという利点があります。そのほか，持続型・混合型など各種のインスリン製剤が開発されており，病状に合わせて使い分けられます。

(4) インスリン分泌を促す医薬——スルホニルウレア剤

　インスリンを直接投与するのではなく，経口剤によってインスリンの分泌を促すタイプの薬もあります。スルホニルウレア剤（SU剤）とよばれる薬剤（図12-2）は，膵臓のβ細胞表面にあるSU剤受容体に作用し，膜電位依存性カルシウムチャネルを開くことによってインスリン分泌を促します。このため，β細胞が死んでしまっている1型糖尿病患者には効き目がありません。

　SU剤の効果は強く，持続時間も長いという利点はありますが，作用が

図12-2 インスリン分泌を促すSU剤

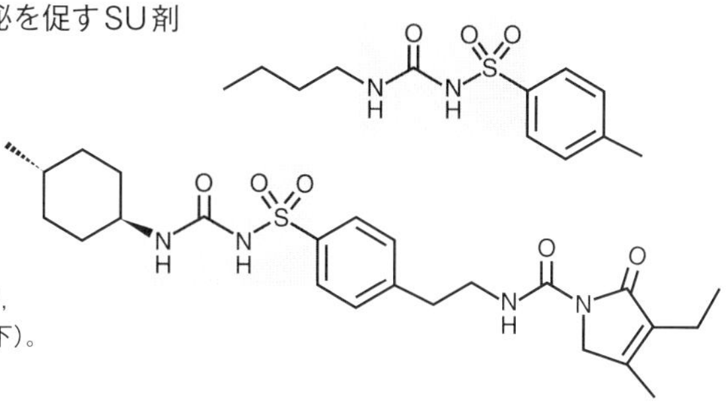

最初のSU剤・トルブタミド（上），
第三世代SU剤・グリメピリド（下）。
枠内はスルホニルウレア構造。

過剰になると低血糖を招く危険があります。これは冷や汗，震え，動悸などを引きおこし，重度になれば意識消失や死亡にさえ至ります。低血糖は，SU剤にかぎらず糖尿病治療薬全般でもっとも警戒すべき副作用です。また，脂肪細胞はインスリンの刺激によって中性脂肪をため込む性質があり，SU剤の長期の投与は体重増加を引きおこすことがあります。肥満は糖尿病の増悪因子であるだけに，この副作用は厄介です。

最初のSU剤，トルブタミドは1957年の発売ですから，すでに半世紀以上の歴史をもちますが，改良が重ねられていまも主要な糖尿病治療薬の地位を保ち続けています。2000年登場の第三世代SU剤・グリメピリドは，受容体へすみやかに結合・解離するよう設計されており，1日1回の服用で済むうえに低血糖をおこしにくいとされています。

(5) 糖の吸収を抑制する医薬
──ビグアナイド系剤とα-グルコシダーゼ阻害剤

インスリンの過剰は，体重増加を引きおこす危険性があります。そこで，肥満型糖尿病の患者に対してはインスリンを介さない血糖低下剤が求められます。

ビグアナイド系はその代表的な医薬です。フレンチライラックとよばれるマメ科の植物には，昔から糖尿病の症状を抑える作用があることが経験的に知られていました。この成分をもとに生まれたのがビグアナイド

系の薬剤で，なかでもメトホルミン(**図12-3**)がよく用いられています。

実は，メトホルミンの作用機序は完全にはわかっていません。末梢での糖利用促進，肝臓での糖新生抑制，小腸からの糖吸収抑制などの作用によって，総合的に血糖値を引き下げるものとみられています。

血糖値はいつも一定ではなく，炭水化物が消化吸収されて血中に取り込まれることで食後に上昇します。デンプンなど炭水化物はまずアミラーゼによって麦芽糖などの二糖になり，それが α-グルコシダーゼによって単糖に分解されたうえで吸収されます。そこで薬によって α-グルコシダーゼを阻害してやれば，食後の急激な血糖値上昇を抑えることができます。

α-グルコシダーゼ阻害剤(α-GI)は，糖に含まれる酸素の一部が窒素に置き換わった構造(アミノ糖)をもちます(**図12-4**)。α-グルコシダー

図12-3 メトホルミン

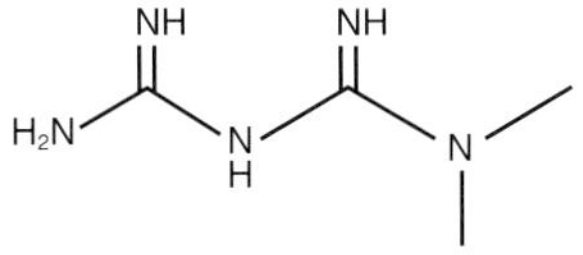

図12-4 α-グルコシダーゼ阻害剤

アカルボース　　ボグリボース　　ミグリトール

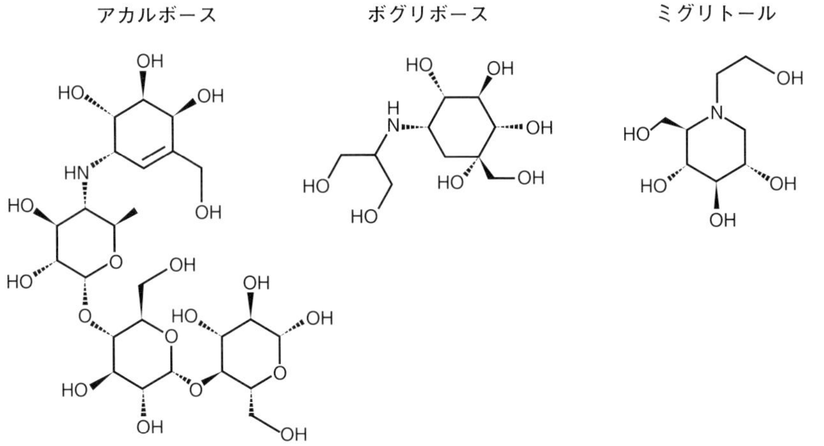

ゼの本来の基質である多糖に似た構造なので，その活性部位にはまり込みますが，窒素の存在のためうまく切断されず，そのまま居座って酵素のはたらきを阻害してしまうという原理です。食後の高血糖を抑えるだけの効能ですが，他にくらべて比較的安全な薬剤といえます。また，ビグアナイド系とα-GIは糖尿病予備軍の人たちの発症を防ぐ予防効果もあるとされており，こちらの作用も注目されています。

(6) インスリン抵抗性を改善する医薬──グリタゾン系薬

　糖尿病が重度化すると，同じ量のインスリンを投与しても効き目が弱くなり，血糖値のコントロールがむずかしくなります。このように，インスリンが存在しているのにその感受性が悪くなっている状態を「インスリン抵抗性」とよびます。

　1970年代初頭，武田薬品の研究陣は「チアゾリジンジオン」という骨格をもった化合物に，血糖低下作用があることを見出しました。研究の結果，これらの化合物はペルオキシソーム増殖剤応答性受容体γ（PPARγ）とよばれる核内受容体の一つに結合し，インスリン抵抗性を悪化させる各種因子の転写調節をすることでその効果を現すことがわかりました。

　こうして登場したピオグリタゾンは，SU剤などと異なり低血糖をおこしにくい治療薬としてベストセラーになりました。しかしこれらグリタゾン系の薬剤には，肝障害・心不全・骨脆弱化などの副作用で市場を撤退したものなどもあり，しばしば論議を呼んでいます**(図12-5)**。

図12-5　インスリン抵抗性改善剤

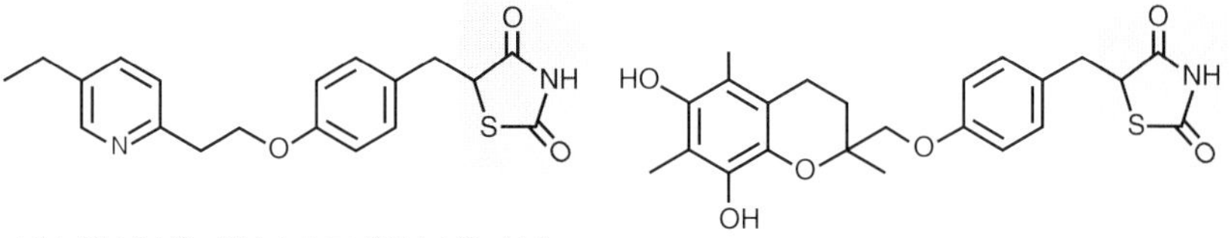

ピオグリタゾン（左）とトログリタゾン（右）。
後者は肝毒性のため発売中止。グレー地内がチアゾリジンジオン骨格。

図12-6

DPP-4阻害剤, シタグリプチン

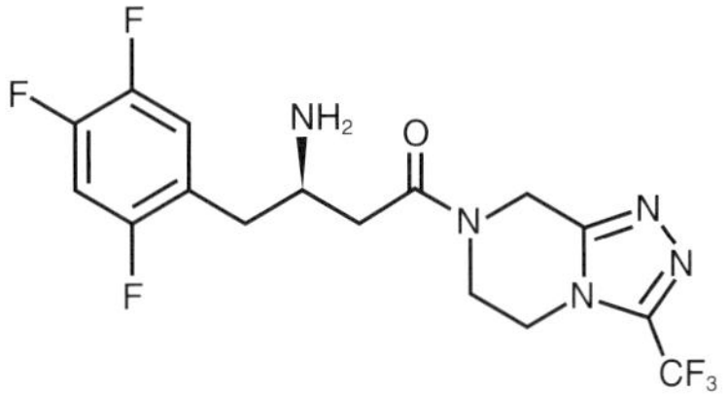

(7) 最後の超大型医薬？——DPP-4阻害剤

　これまでみてきたように，糖尿病に対してさまざまな薬剤が開発されていますが，それぞれに副作用や適用の制限が存在します．最近登場したDPP-4阻害剤は，総合的にみて安全性やバランスに優れており，今後第一選択薬になりうると期待されているジャンルです．

　食事摂取にともなって消化管から放出されるGLP-1（グルカゴン様ペプチド，Glucagon Like Peptide-1）は，膵臓β細胞からのインスリン分泌を促す作用をもちます．DPP-4（Dipeptidyl Peptidase-4）は，このGLP-1を素早く分解する酵素であり，このはたらきを止めれば間接的にインスリン分泌を促せるという理屈です．

　DPP-4は残された数少ない有力なターゲットとみられたため各社が激しい開発競争をくりひろげ，すでにいくつかの薬剤が発売されています（**図12-6**）．そのほか，これとほぼ同じ目的のグルカゴン様ペプチド-1（GLP-1）受容体作動薬や，尿からの糖の排泄を増やすことで血糖値を下げるSGLT-2阻害薬なども開発されており，さらに競争は続きそうです．

本章のまとめ

- 糖尿病には1型・2型があり，前者にはインスリン投与が必須
- 経口治療薬としては，インスリン分泌を促すもの，糖の吸収を妨げるもの，インスリン抵抗性を改善するものなどがある
- それぞれ副作用や適応など一長一短があり，病気のタイプや病状に合わせてうまく使い分ける必要がある

第13章

A Guide to Medicinal Science

精神病治療薬
――現代創薬最後の挑戦

　われわれが病むのは肉体ばかりではありません。人間にはさまざまな精神疾患が存在し，それらの社会へおよぼす影響も甚大です。かつて精神疾患には，対話療法や電気ショック，手術などの治療法しかなく，薬など効くはずがないと思われていました。しかし近年になって脳や神経系の研究が進み，これらの疾患にも有効な薬がいくつも登場してきています。いまや精神病の治療薬は，分野別で5本の指に入るほどの大きな市場に成長しています。

　しかし精神病治療薬の開発には，他分野にくらべてむずかしい条件が数多くあります。まず，脳という器官があまりに複雑で，理解が十分に進んでいないことが第一です。この世のどんなコンピュータより複雑なシステムを，単純な小分子で操ろうとするわけですから，なかなか一筋縄でいくものではありません。

　精神病治療薬は，動物実験が困難であることも理由に挙げられます。通常，医薬の研究過程では，実験動物をなんらかの形で病気に近い状態（疾患モデル動物）にさせたうえで医薬候補化合物を投与し，治療効果があるかどうかを確認します。炎症や細菌感染症などであれば，人間でも動物でもだいたい同じような仕組みで発症しますから，動物実験には十分な信頼性があります。しかし脳は，動物と人間でもっとも仕組みが大きく違う器

官です。うつ病やアルツハイマー症のモデル動物も開発されていますが，それが十分に人間での症状をシミュレートできているかは，誰にも断言できないところでしょう。

また人体には血液脳関門があり，血中から脳へ大きな分子が入り込めないようになっています。このため脳を対象とする医薬は基本的にサイズが小さく，水溶性が低い分子にかぎられてしまいます。このため，精神病治療薬のドラッグデザインの幅は，大きく制限されます。こうした制約のなかにあって，どのように精神病治療薬は開発されているのでしょうか。

(1) うつは社会問題

日本経済が長引く不況に苦しむなかで，増え続けているのが「うつ病」の患者です。日本人の15人に1人が生涯一度はうつ病を発するともいわれ，気分障害（うつ病と双極性障害，躁病などを含む）による精神科の受診者数は，1999年から2014年までの間に，2.6倍にも増えています。

うつは誰でもかかりうることから「心の風邪」などというい方もされますが，その苦しみと危険性はとうてい風邪の比ではありません。とくに大きな問題は，うつ状態が容易に自殺に結びつきうることです。日本の自殺者数は，一時期より減ったもののなお死因の8位を占め，15〜39歳世代では1位，40〜49歳では2位となっています。はたらき盛りの年代の命が失われていくわけですから，社会的影響は重大です。うつ病の治療が，きわめて重要であるゆえんです。

(2) 治療薬の発見・うつの謎解き

うつ病患者の脳内でどのような変化がおきているのかについては，いまだ十分に理解が進んでいません。このためうつ病においては，疾患の理解が進んで薬が生まれたというより，薬が登場したことでメカニズムの解明が進んだという面があります。

うつ病の謎解きの糸口になったのは，1950年代に登場したイプロニア

*1 ただしチーズやワインなどチラミンを含む食品を食べた場合，MAO阻害剤がMAOによるチラミンの分解を妨げ，その作用によって血圧が急上昇してしまう危険がある。こうした副作用のため，現在ではうつ治療にMAO阻害剤はあまり用いられない。

図13-1 イプロニアジド

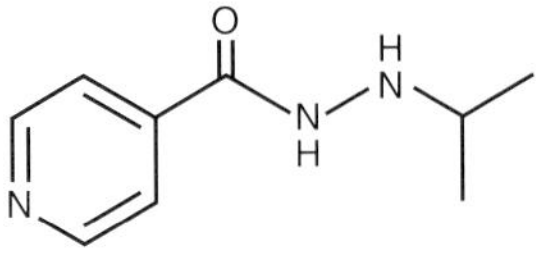

ジドという薬です(**図13-1**)。これはもともとうつ病ではなく，結核の治療薬として開発された薬でした。しかし，なぜかこの薬を服用すると患者が食欲を取り戻し，エネルギッシュになるという現象が見つかったのです。この原因を調べてみると，イプロニアジドはモノアミン酸化酵素(MAO)という酵素を阻害する作用があることがわかりました。モノアミンとは，ドーパミン・セロトニン・ヒスタミン・ノルアドレナリンなど，アミノ基をもった神経伝達物質の総称です。MAOはこれらを分解する酵素ですから，脳内のモノアミン濃度がなんらかの鍵を握っていることが示唆されました。具体的には，モノアミンの濃度をなんらかの手段で高めてやれば，うつ状態の改善に結びつくのではないかと考えられたのです[*1]。

もう一つ，やはり偶然に見つかった薬としてイミプラミンがあります。この薬はもともと統合失調症の薬として開発が進められたものですが，こちらには効果が薄く，うつ病のほうに効き目が見出されたのです。

イミプラミンの成功に刺激を受け，同じような骨格をもった化合物がいくつも創られ，市場に登場しました。これらは6員環—7員環—6員環の縮環した骨格から，原子三つをはさんだ先に窒素原子がついた構造ということで共通します。このタイプの化合物は，三つの環がつながった構造から，後に「三環系抗うつ薬」とよばれるようになりました(**図13-2**)。

図13-2　三環系抗うつ薬

イミプラミン

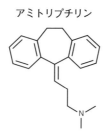

アミトリプチリン　アモキサピン

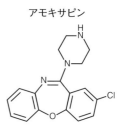

　では，三環系抗うつ薬は脳のどこに作用しているのでしょうか？　動物実験の結果，シナプスにおける情報伝達の過程に，これらの薬がかかわっていることがわかってきました。神経においては，前シナプスが分泌したモノアミンなどの物質が，後シナプスにある受容体に結合することで情報が伝わります。

　しかしこれらモノアミンは，放出されて使い捨てになるのではありません。余ったモノアミンは，「トランスポーター」とよばれる運び屋のタンパク質に乗って前シナプスへと取り込まれ，回収されます。そして三環系抗うつ薬は，このトランスポーターに結合してモノアミンの再取り込みを妨害していました。

　要するに，うつ状態ではシナプス間のモノアミンの量が減っており，これを増やしてやれば病状が改善されるのではないか，そして三環系抗うつ薬はモノアミンの前シナプスへの再取り込みを妨げることで，モノアミン濃度を上げる作用をもつのではないか——と考えられたのです。これは「モノアミン仮説」と呼ばれています。

　ただし，「うつ病は，脳内モノアミンの量が減っている状態」というだけでは説明のつかない事実も見つかっており，実際にはもっと複雑な要因が関与していると考えられます。とはいえモノアミン類がうつ治療の鍵を握っていること自体は間違いなさそうであり，近年の治療薬もこの基本路線にのっとってデザインされています。

図13-3 四環系抗うつ薬・ミルタザピン

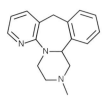

(3) 四環系抗うつ薬

　三環系抗うつ薬はいまも臨床の現場で活躍していますが，のどが渇く・便秘・排尿困難・立ちくらみ・眠気・だるさ・かすみ目などの不快な副作用があります。この薬はその性質上，処方してもすぐに症状が改善されるわけではなく，それでいて副作用は出るために，患者が飲みたがらない使いにくい薬という面があります。

　副作用の原因は，三環系抗うつ薬の抗コリン作用によるとみられています。神経伝達物質の一つアセチルコリンは，後シナプスにある受容体に結合して情報を伝達しますが，三環系抗うつ薬はこの受容体に結合してしまい，アセチルコリンのはたらきをブロックしてしまうのです。これが神経の正しい動作を妨げ，副作用に結びついていると考えられます。

　このため三環系抗うつ薬の構造をさまざまと変化させる努力がおこなわれ，抗コリン作用を軽減したタイプの化合物が登場しました。これらは四つの環が連結した構造から，「四環系抗うつ薬」とよばれます(**図13-3**)。口渇や便秘などの副作用は軽減し，即効性もある（服用から4日ほどで効き始める）とされますが，抗うつ効果も弱まっているのが難点です。

(4) SSRIの登場

　抗コリン作用を削減するために，ほかにもさまざまなアプローチがなされました。そのなかで見出されたのが，各種モノアミンのうちセロトニンだけに的を絞り，その再取り込みを阻害するという手段です。この選択的セロトニン再取り込み阻害薬（SSRI, Selective Serotonin Reuptake Inhibitor）は，抗コリン作用にもとづく各種の不快な副作用の大幅な改善に成功し，大べ

ストセラーとなりました。現在では多くの臨床の現場で広く用いられ，うつ病に対する第一選択薬の地位を確保しています。

アメリカでもっとも売れているSSRIはフルオキセチン（商品名プロザック）で，「奇跡の薬」とまで呼ばれて人気を博しました。日本ではフルオキセチンは未承認ですが，パロキセチン・フルボキサミン・セルトラリンの3種のSSRIが使用されています（図13-4）。

そのほか，セイヨウオトギリソウ（セントジョンズワート）という薬草のエキスに抗うつ効果があることが報告され，ドイツなどを中心に人気を集めています。その有効成分はハイパーフォリンとハイペリシンであると考えられ（図13-5），前者がSSRIと同様の作用，後者がMAO阻害剤

図13-4 SSRI

フルオキセチン

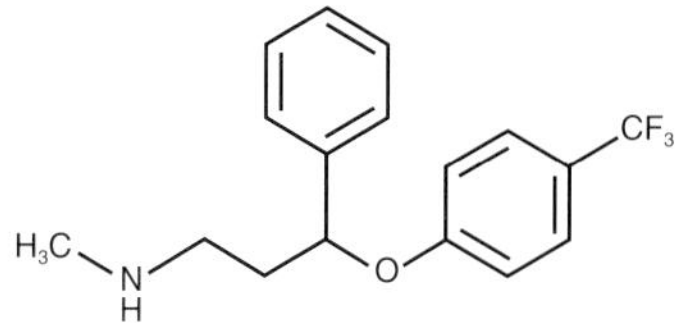

パロキセチン

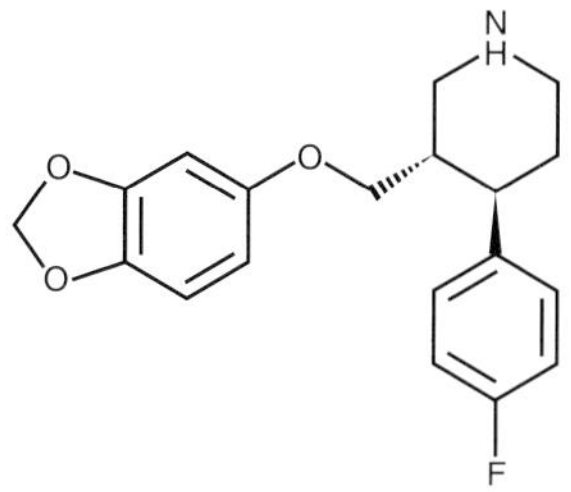

図13-5 セントジョンズワートに含まれる抗うつ成分

ハイパーフォリン

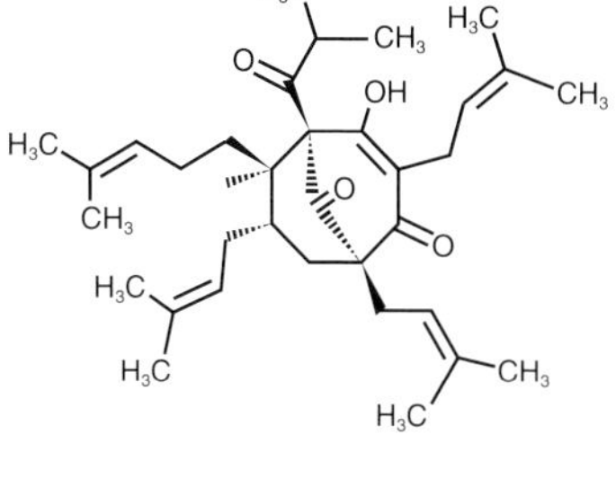

ハイペリシン

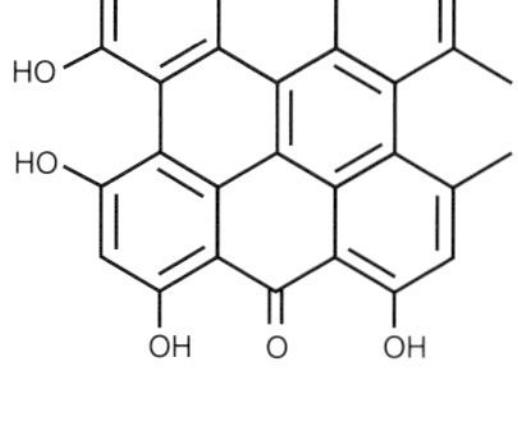

図13-6 デュロキセチン　　図13-7 バルプロ酸ナトリウム

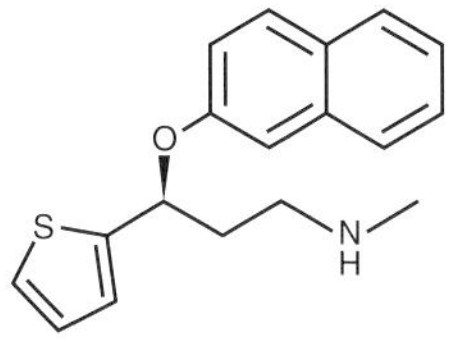

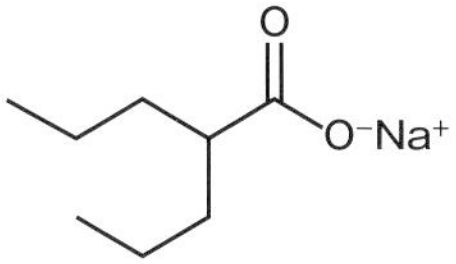

としての作用をもっているとされます。ただしこれら有効成分を単離して摂取するよりも、セントジョンズワート全体を服用したほうが効果が高いとのことで、なんらかの相乗作用があるものと考えられています。

(5) その他の抗うつ薬

　SSRIの成功を受けて、その他のタイプの薬も開発されています。セロトニンだけでなく、ノルアドレナリンの再取り込みをも阻害するSNRI (Serotonin and Noradrenaline Reuptake Inhibitor) はその一つで、国内ではミルナシプランとデュロキセチン (図13-6) が承認されており、有用性の高いものと評価を受けています。また、ノルアドレナリンとドーパミンの再取り込みを阻害するNDRI (Noradrenaline-Dopamin Reuptake Inhibitor) も登場しており、ブプロピオンなどが市場に出ています (日本では未承認)。

　そのほか、双極性障害の治療薬であるリチウム塩、てんかん治療薬であるバルプロ酸ナトリウム (図13-7)、統合失調症治療薬であるクエチアピンやオランザピン (後述) などがうつ治療にも有効であるケースがあり、ときによって併用されます。

　このようにさまざまなタイプが登場してはいるものの、治療薬として本当に満足のいく段階に至るには、まだ遠いのが実情です (コラム13-1)。とはいえカウンセリングなどによる治療にも限界があり、抗うつ薬が臨床の現場に不可欠なものであることは間違いないでしょう。うつ病のメカニズム解明も進展がみられており、今後さらに新しいタイプの治療薬も登場してきそうです。

> **コラム13-1　SSRIの副作用**
> COLUMN
>
> 　本文でも述べたとおり，SSRIは三環系などの抗うつ薬にくらべて副作用は少ないが，吐き気や性機能障害などが報告されている。また，症状がある程度よくなったからといって急に服薬を止めると，不安・焦燥などの症状が出ることがあり，離脱に注意を要する。
>
> 　近年，SSRIは自殺念慮を高めるという報告がなされ，大きな問題になった。また攻撃衝動が強まり，暴力をふるうようなケースも報告されている。ただしこれらの副作用はSSRIにかぎらず抗うつ薬服用者全般に存在し，薬を飲んでいない患者にもおこる。このため，薬の副作用と断定することはむずかしい。こうした副作用を恐れて急に服薬を止めることも危険であり，専門家の指導のもと，きちんと飲み続けることが望ましい。
>
> 　一方でアメリカなどでは，服用すると明るくポジティブにふるまえるようになるということで，健康な人でもSSRIを利用する人が増えている。とくにプロザックは「ハッピー・ドラッグ」ともよばれ，一般のビジネスマンなども非常に気軽に服用するようになっている。

(6) 双極性障害治療薬

　躁状態と鬱状態を交互に行き来する症状を「双極性障害」とよびます（かつては「躁うつ病」と呼んでいました）。この病気に対しては，気分安定薬とよばれる薬が主に用いられます。

　1949年，オーストラリアの医師ジョン・ケイドは，尿の成分である尿酸に，双極性障害の治療効果があるかもしれないと考えました。しかし尿酸は水に溶けにくい物質であるため，リチウム塩にして実験動物に投与して

みたところ，みごとに効果が現れたのです。しかし実験をよく検証してみると，実は効いていたのは意図していた尿酸ではなく，可溶化剤として加えたリチウムのほうでした。典型的なセレンディピティによる創薬の例ですが，ともかくこうして見つかったリチウムは，いまでも重要な医薬としての位置を占め続けています。ただしさまざまな副作用があり安全域が狭い（薬効が出る投与量と，毒性が出る投与量が近い）ため，慎重に用いる必要のある薬です。

しかし，これだけ広く使われているリチウムの効果は何によるのか，発見から70年ほどを経たいまも完全に明らかになってはいません。リチウムはナトリウムやカリウムに化学的性質が似ていますので，神経の情報伝達になんらかの変化を与えるのだろうと推測されてはいますが，確証はありません。なんとも不思議な話ではありますが，人体と医薬の関係にはまだまだ未解明な部分も少なくないのです。

そのほか，双極性障害の治療には先のバルプロ酸ナトリウム，カルバマゼピンなどが用いられ，場合によっていくつかが併用されます。

(7) 統合失調症治療薬

統合失調症は，うつ病と並んでよく知られた精神疾患です。生涯のうちにこの病気を発病する人は約120人に1人といいますから，決してまれな疾患ではありません。幻覚・幻聴や支離滅裂な言動などの「陽性症状」と，気力や思考能力の低下といった陰性症状の両方が現れます。有名人でもこの病気を経験した人は多く，たとえば芥川龍之介の「歯車」や，ムンクの「叫び」などの作品は統合失調症の影響で生まれたとみる説があります。

精神疾患のつねで，統合失調症も原因が十分判明していません。薬の開発が病因の解明に先行した点も，ほかと同じです。1950年代，ヒスタミン拮抗剤として開発されたクロルプロマジンに，統合失調症に対する薬効があることが発見されたのがそのきっかけです。後の解析で，この薬にはドーパミンD_2受容体に対する拮抗作用があることがわかり，統合失調症

の原因が脳内ドーパミンの過剰にあるという説が提唱されました。

クロルプロマジンに手を加えて多くのフェノチアジン誘導体が創られたほか，ブチロフェノン骨格をもったハロペリドールなどの抗精神病薬が登場し，陽性症状の改善に貢献しました（**図13-8**）。

そのあと，同じく神経伝達物質であるセロトニンの拮抗薬と併用すると，陰性症状の改善もみられるという知見がありました。ここから，ドーパミンとセロトニンの両受容体に拮抗作用を示す薬剤の開発が進み，クロザピン・クエチアピンなどが創り出されています。一般に，クロルプロマジンやハロペリドールなどを定型抗精神病薬，クロザピンなどセロトニンへの作用をもつものを非定型抗精神病薬とよびます。

後者は副交感神経への作用が少ないために，口渇や便秘などの副作用が弱いという特徴があります。加えて陰性症状の改善もみられるなど，患者

図13-8 クロルプロマジン（左）とハロペリドール（右）

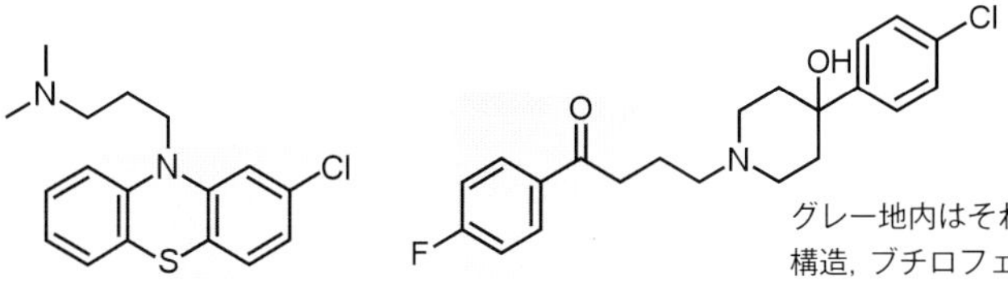

グレー地内はそれぞれフェノチアジン構造，ブチロフェノン構造。

図13-9 ドーパミンとセロトニンの両受容体に拮抗作用を示す薬剤

クロザピン　　　クエチアピン　　　ブロナンセリン

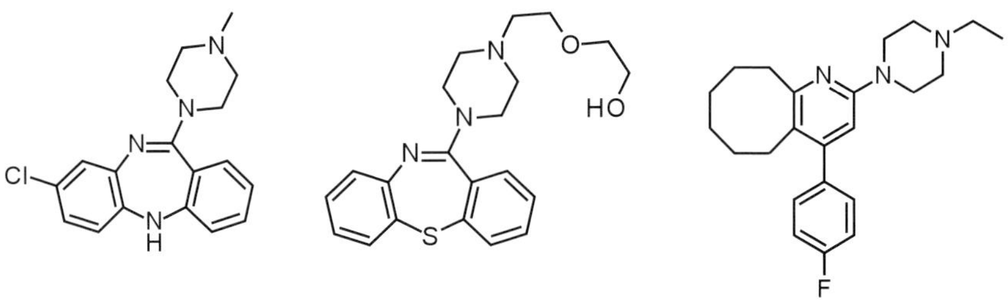

の社会復帰にも大きな役割をはたしつつあります。ただしやはり完璧な医薬ではなく、ときに体重増加などの副作用がみられることもあります。最近ではブロナンセリンなど新しい医薬も登場し、世代交代が進みつつあります(図13-9)。

(8)認知症治療薬

　高齢化社会が進行するなかで、アルツハイマー型認知症(AD)の治療薬は、現在もっとも求められている医薬といっていいでしょう。しかしそのメカニズムには不明な点も多く、また動物実験もむずかしいことから、その治療薬はもっとも難易度が高い部類に入ります。いくつか治療薬は登場してはいますが、いずれも完治を望めるものではなく、医療の現場にとって満足にはほど遠い段階といわざるを得ません。この分野の先駆けで、ベストセラー薬となったドネペジルにせよ、症状の進行を遅らせるのが精一杯であり、脳機能の改善には至らないとされます。逆にいえば、AD治療薬は現在最大の「アンメット・ニーズ」(いまだ有効な治療法が存在しない医療ニーズ)であり、各社が新薬の開発に大きな力を注いでいる領域です。

　治療薬として現在おもに用いられているのはアセチルコリンエステラーゼ阻害剤で、その代表であるドネペジルの開発過程については第2章で述べました。ドネペジルは長らく唯一の薬剤として市場を独占してきましたが、その後リバスチグミンとガランタミンの二つが日本でも認可さ

図13-10　リバスチグミン(左)とガランタミン(右)

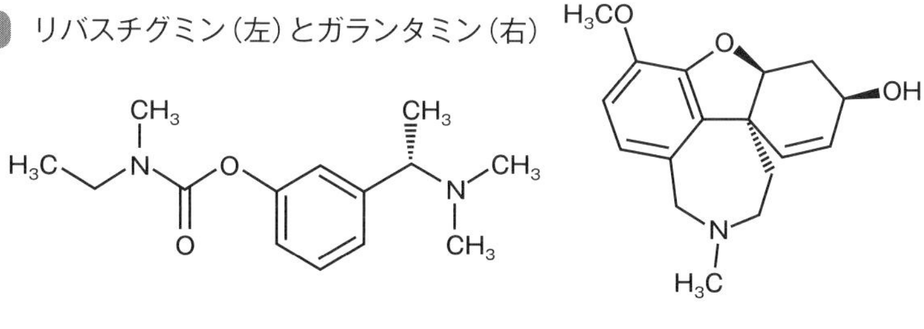

図13-11

アマンタジン(左)とメマンチン(右)

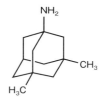

れました(**図13-10**)。前者は経口薬でなく貼り薬として認可され、アセチルコリンエステラーゼのほかブチリルコリンエステラーゼにも作用するタイプの医薬です。

ガランタミンは天然から得られるアルカロイドで、ニコチン性アセチルコリン受容体の刺激作用をも併せもつとされます。こうした付加的な作用がどのくらい臨床的に効いてくるか、今後のデータの蓄積が待たれます。

もう一つ、メマンチンも2011年になって日本で認可された認知症治療薬です。これはグルタミン酸受容体、なかでもN-メチル-D-アスパラギン酸(NMDA)型の受容体に拮抗することで過剰な神経細胞の興奮を防ぎ、細胞死を防ぐというコンセプトの医薬です。

メマンチンは、抗インフルエンザ薬であるアマンタジンにそっくりの構造をしています(**図13-11**)。もともとアマンタジンにはアルツハイマー症による意欲低下などに効果があることが見出されており、これをさらに改善することで生まれた医薬です。このように、同じ薬がまったく違うジャンルの医薬にヒントを与えることはよくあり、医薬創りの醍醐味、おもしろ味の一つといえるでしょう。

(9) アミロイド退治は可能か

これら3剤は先行のドネペジルと併せて使用することで相乗効果も期待され、認知症治療に新しい地平を拓くものと大いに期待されています。ただし、いずれも一種の対症療法であり、根治に結びつくものではないのも事実です。根治、あるいは予防を実現しうると期待されているのが、アミ

ロイドを標的とするタイプの医薬です。

　AD患者の脳には，アミロイドβ（Aβ）と呼ばれるアミノ酸数40〜43程度の小さなタンパク質が蓄積していることがわかっています。これが凝集した不溶性のかたまりが神経細胞を冒し，記憶力低下などの症状を引きおこしているとするのが「アミロイド仮説」です。

　そこで，このAβの生成・凝集を防ぐアプローチがいくつか考えられています。一つはAβを作らせない，すなわちAPPというタンパク質からAβを切り出すはたらきをもつ酵素（「セクレターゼ」と総称される）を阻害する手段です。ただしセクレターゼ類は他のタンパク質を切断する役割もあるために，副作用の懸念があります。また脳内に入っていく必要があるため，コンパクトな構造で強力にセクレターゼを阻害する化合物でなければならず，その創出は容易ではありません（図13-12）。

　そこでAβの抗体を投与し，沈着したAβを除く手法も試みられています。これまで多くのトライアルがなされていますが，効果が認められて承認に至ったものはまだありません。イーライリリー社のソラネズマブは大きな期待を受けましたが，2017年に臨床試験が中止になりました。

　こうしたことから，アミロイド仮説自体を疑う声——アミロイドの蓄積は病変の原因ではなく，結果ではないかとする意見——も提出されており，先行きは予断を許しません。ただしバイオジェン社のアミロイド抗体「アデュカヌマブ」は，臨床試験で認知機能の改善がみられたと報告されており，これがいまのところ希望の星となっています。

図13-12

ベルベセスタット（β-セクレターゼ阻害剤）

2017年，第Ⅲ相臨床試験にて効果が低いと判断され，開発中止となった。

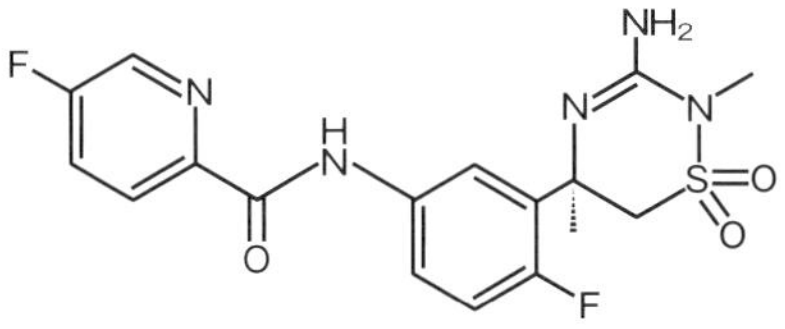

また，認知症の症状が出てからの投与では遅いのではないかとの意見もあり，早い段階から予防的に投与する研究もおこなわれています。ただしこの試験には時間がかかるうえ，認可されたとしても非常な高薬価が予想されますから，先行きは平坦ではなさそうです。

　医薬創りに携わる者にとって最大級の難関ともいえるAD治療薬ですが，本当に効果の高い新薬が登場した場合，社会に与えるインパクトは絶大なものがあります。研究の進展を，大いに期待したいところです。

本章のまとめ

- 精神疾患はメカニズムなど不明な点も多く，創薬のむずかしい分野

- 抗うつ薬の多くは，シナプス間のモノアミン濃度を高めるアプローチで，現在のスタンダードはセロトニンの再取り込みを阻害する「SSRI」

- 統合失調症治療薬はドーパミンD_2受容体がおもなターゲット

- アルツハイマー症には，神経伝達を活性化するアセチルコリンエステラーゼ阻害剤が実現。アミロイドの生成・蓄積を防ぐ薬剤の研究が進んでいる

第14章

A Guide to Medicinal Science

鎮痛剤
── 人類がもっとも求めた薬

(1) 人類最古の医薬

　ありとあらゆる医薬のなかで，もっとも古くから使われているのはいったい何でしょうか？ 研究によれば，それはどうやらモルヒネのようです（図14-1）。ある種のケシの未熟な実に傷をつけると，白い乳液がしみ出してきます。これを集めて乾燥させ，粉末にしたものがアヘンで，その薬効は古代から知られていました。モルヒネは，アヘンの有効成分にほかなりません。

　少なくとも紀元前3000年には，メソポタミア地方でアヘンが作られていたと考えられていますし，ローマ帝国時代にも鎮痛剤・睡眠薬として用いられていた記録があります。ただしその耽溺性から麻薬としても用いられ，近代に入ってはアヘン戦争の原因にもなるなど，モルヒネは人類の歴史における負の部分にも大きくかかわってきました。しかしモルヒネの優れた鎮痛作用は何物にも代えがたく，厳重な管理のもとにいまでも医薬として第一線で活躍しています。

　古くから用いられていた鎮痛剤はモルヒネだけではありません。バビロニアではヒヨスという薬草が虫歯の痛み止めに使われましたし，漢方にも豊富な鎮痛剤のラインナップが存在します。これらは現代の目から見

ても，十分な根拠があるものが少なくありません。痛みを抑えてくれる薬を，いかに人びとが切実に欲していたかの証拠ともいえるでしょう。

　痛みはケガや病気の危険を伝える大切なシグナルであり，人間が生きるうえで必要なものです。とはいえ，がんやリウマチなどの強い疼痛はもちろん，誰もが経験する頭痛や歯痛でさえ，生活の大きな妨げとなることはご存じの通りです。このため優れた鎮痛剤のニーズは変わらず高く，いまも新たなアプローチが続けられています。

　しかし痛覚のメカニズムは複雑で，頭痛・歯痛・神経痛・筋肉痛・外傷による痛みなど種類も多岐にわたります。このため鎮痛薬のほうも，中枢に直接作用するもの，神経に作用して痛みの伝達を抑えるもの，炎症物質の生産を抑えるものなど多くのタイプが登場しています。

(2) モルヒネの薬効

　先に述べた通り，モルヒネはもっとも古くから使われている医薬であり，いまでも最強の鎮痛剤の座を占めています。アヘンから純粋に単離されたのは1803年のことで，もっとも初期に発見された有機化合物の一つです。そのメカニズムの研究も精力的におこなわれており，1973年には脳内にモルヒネの結合する受容体が発見されました。さらにしばらくして，エンケファリンやエンドルフィン類などの内因性（生体が作り出し，

図14-1　モルヒネ

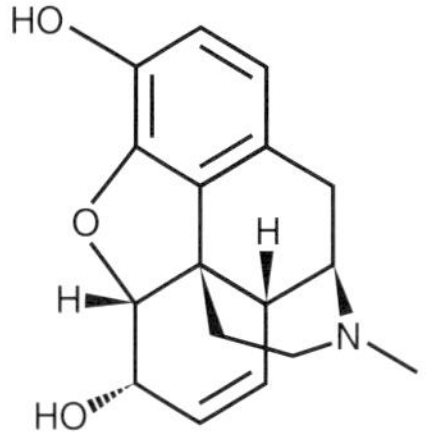

図14-2　ナルフラフィン

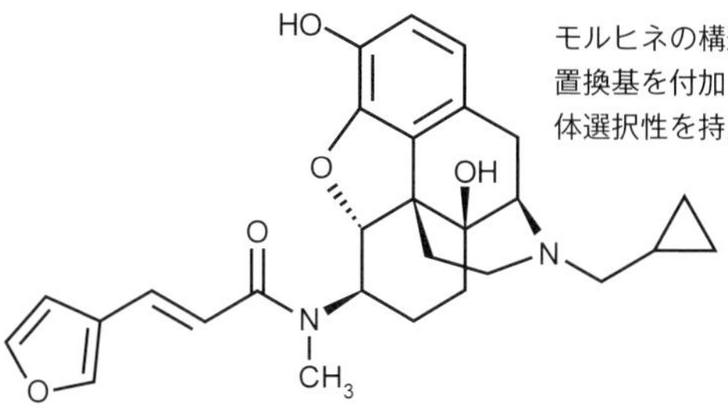

モルヒネの構造に各種置換基を付加し，受容体選択性を持たせた。

体内にもっている）ペプチドリガンドが見つかります。これらのペプチドはアヘン（opium）に似た作用をもつということで「オピオイド」と総称されます。

　これらオピオイドペプチドは，人間が苦痛を感じたときにこれを中和するために放出される因子です。そしてモルヒネはたまたまこのオピオイド受容体に結合しやすい構造をもっており，エンケファリンなどのペプチドと同様に作用（アゴニスト作用）するために，鎮痛剤としての効果をもつということが明らかになっていきました。

　モルヒネの最大の問題点はいうまでもなくその耽溺性であり，現在多くの国で法律によってその流通が厳しく規制されています。現在，モルヒネはがんなどによる持続する強い疼痛を抑える「最後の切り札」として使われることがほとんどです。こうしたケースでは，ドーパミンの放出がメカニズム上おこりにくく，麻薬中毒にはなりにくいことがわかっています。また体内で少しずつモルヒネが溶出する「徐放製剤」などで投与回数を減らし，依存を防ぐような工夫もなされています。

　もちろん依存性のまったくない鎮痛剤こそが理想であり，そうした研究も盛んにおこなわれています。オピオイド受容体は $\mu \cdot \kappa \cdot \sigma \cdot \delta \cdot \varepsilon$ などの種類があり，モルヒネによる多幸感は μ 受容体に由来するものであることがわかっています。2009年には，鎮痛作用にかかわる κ 受容体のみにアゴニストとしてはたらき，μ 受容体には作用しないモルヒネ誘導体「ナルフラフィン」が登場しました（**図14-2**）。モルヒネのような依存性を発しないかゆみ止めとして大きな期待を受けています。これらオピオイド受容体にはまだ未解明の部分も大きいのですが，研究の進展を期待したいところです。

(3) コカインから生まれた麻酔薬

　モルヒネと同じく古くから痛み止めとして用いられ，麻薬作用をもつ化合物としてコカインがあります（**図14-3a**）。南米原産の「コカ」という

図14-3

コカインの構造に由来する麻酔薬

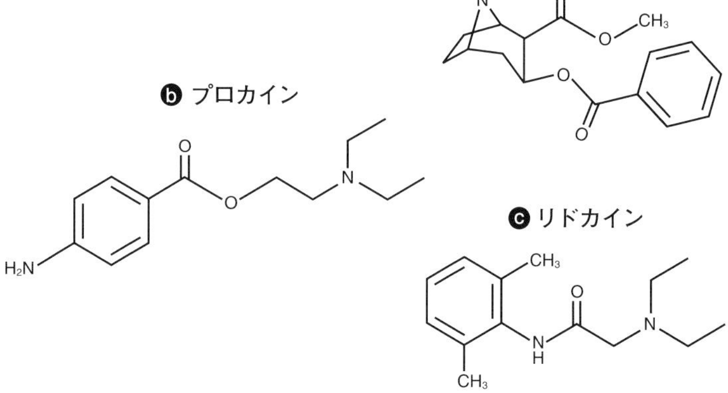

ⓐ コカイン

ⓑ プロカイン

ⓒ リドカイン

樹木から得られるアルカロイドで、かつてはコカ・コーラに含まれていたことでも有名です。19世紀半ばに化合物として単離され、1884年には局所麻酔作用が発見されています。その後コカインの有害性が明らかになり、これに代わる合成医薬の探索が盛んにおこなわれました。こうして見つかってきたのがプロカイン(**図14-3b**)、リドカイン(商品名キシロカイン、**図14-3c**)などの麻酔薬であり、語尾に「カイン」がつくのは、これらがコカインの構造に由来しているためです。

これらの化合物は、電位依存性ナトリウムチャネルに結合してその開口をブロックし、痛みが神経を伝わるのを阻害するというメカニズムで麻酔作用を示します。現在眼科や歯科を含めたあらゆる領域で活躍しており、これらのおかげであらゆる手術がスムーズにおこなえることを思えば、その恩恵はきわめて大きいといえます。

(4) 薬の王様アスピリン

最古の医薬がモルヒネなら、史上最大の医薬はアスピリンをおいてほかにありません(**図14-4a**)。1897年の登場以来、世界で愛用され、毎年1000億錠(一直線に並べると月まで1往復半)が売れるといいますから、そ

図14-4

アスピリンとサリチル酸

ⓐ アスピリン　　**ⓑ サリチル酸**

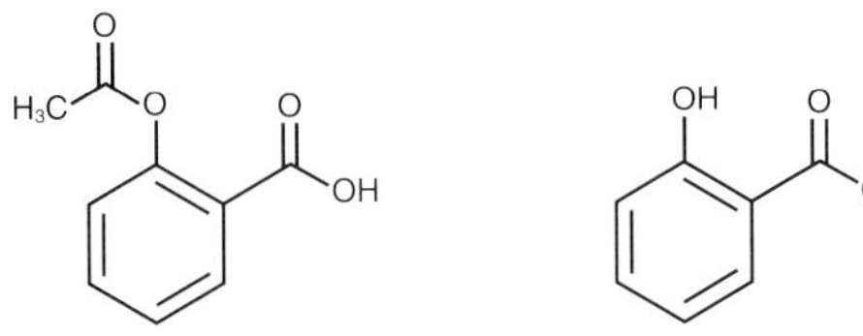

の影響力ははかりしれません。

　アスピリンの起源を探れば、これも古くから使われてきた痛み止めであるヤナギの枝にいきつきます。楊枝は虫歯の痛み止めにヤナギの枝を噛んだのが起源という説もあるほどで、その作用はよく知られたものであったようです。

　ヤナギの鎮痛成分はサリシンとよばれる化合物で、これが体内でサリチル酸という化合物に変化して効果を現します(**図14-4b**)。サリチル酸が痛み止めとして用いられていた時期もあったのですが、胃が荒れるという非常に強い副作用がありました。この副作用を軽減すべく研究に取り組んだのが、バイエル社の若手研究者のフェリックス・ホフマンでした。彼の父親もサリチル酸による胃痛に苦しむ一人であり、これを救いたいという思いが彼にはあったといわれます。やがてホフマンは、サリチル酸のヒドロキシ基をアセチル化することによって、薬効を保ちつつ副作用を軽減できることを発見します。これが医薬品史上最大のベストセラー、アスピリンの誕生でした。

(5) アスピリンのメカニズム

　アスピリンは長年にわたって世界の人びとの痛みを癒してきました。しかしその薬効のメカニズムは長らく謎のままで、その秘密が明らかになったのは発売から70年以上を経てからのことです。鍵を握っていたのは、5員環に長い鎖が二つついた奇妙な物質・プロスタグランジン(PG)でした(**図14-5**)。

図14-5 プロスタグランジンE$_2$

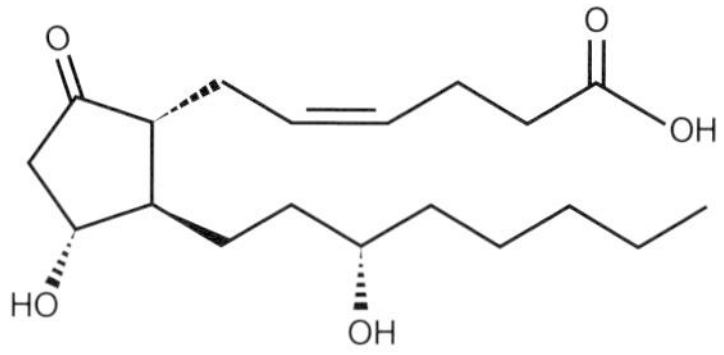

　プロスタグランジンには，ちょっと見ただけでは区別がつかないほどよく似た構造の類縁体が多数存在し，それぞれが多彩な生理作用をもちます。そしてこのうちいくつかが，炎症の進行や痛みの発生などにかかわっていることがわかってきたのです。そしてアスピリンの作用は，プロスタグランジン合成の根幹である酵素シクロオキシゲナーゼ（COX）の内部にもぐり込み，自らのアセチル基を酵素に移してしまうことによって，そのはたらきを止めてしまうというものでした。

　多彩な作用を示すプロスタグランジン類の合成を根元で止めてしまうわけですから，アスピリンの薬効はなかなか複雑です。近年の研究では，アスピリンは鎮痛作用だけでなく，脳梗塞，心筋梗塞，大腸がん，アルツハイマー症など数多くの疾患の予防効果をもつことが明らかになってきています。100年以上も前に生まれ，もっとも大量に使われている医薬に，いまだ新しい作用がつぎつぎに見つかってくるのはおもしろいことです。

(6) アスピリンから生まれた薬

　アスピリンをもとに構造を改変し，さらに優れた医薬を生み出す試みもなされています。イブプロフェン（**図14-6a**），ロキソプロフェン（商品名ロキソニン，**図14-6b**），ジクロフェナク（商品名ボルタレン，**図14-6c**）などはとくに有名なものでしょう。これらはいずれもアスピリン同様，COXを阻害することでその作用を現します。これらの医薬は，非ステロイド系抗炎症薬（NSAID）と総称されます。

　ただしNSAIDには胃が荒れる（消化管出血）という，共通する強い副作

図14-6

イブプロフェン, ロキソプロフェン, ジクロフェナク

ⓐ イブプロフェン

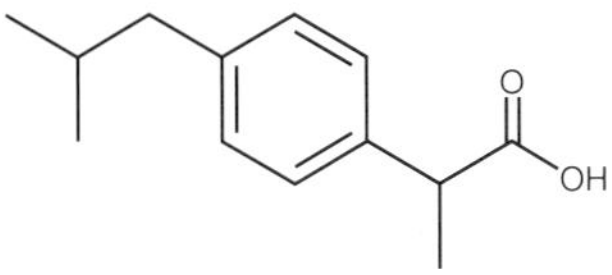

ⓑ ロキソプロフェン

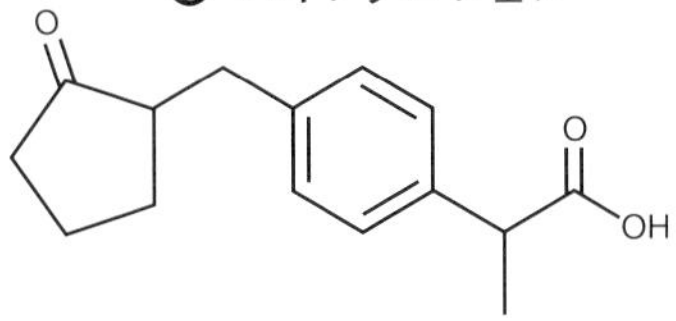

ⓒ ジクロフェナク

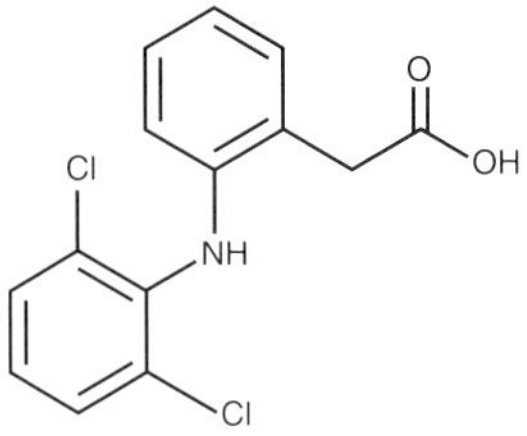

図14-7

ロフェコキシブとセレコキシブ

ロフェコキシブ　　セレコキシブ

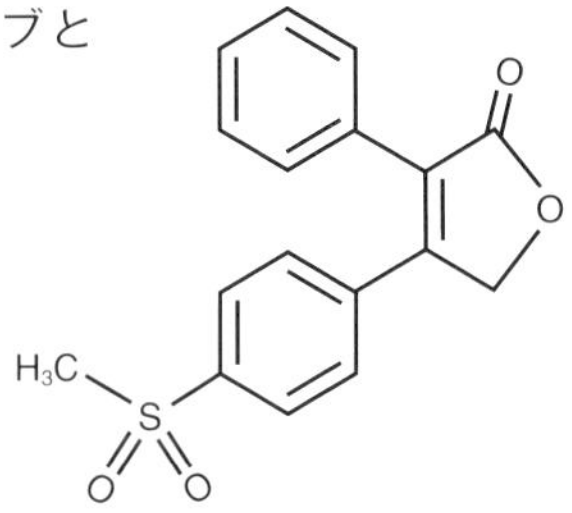

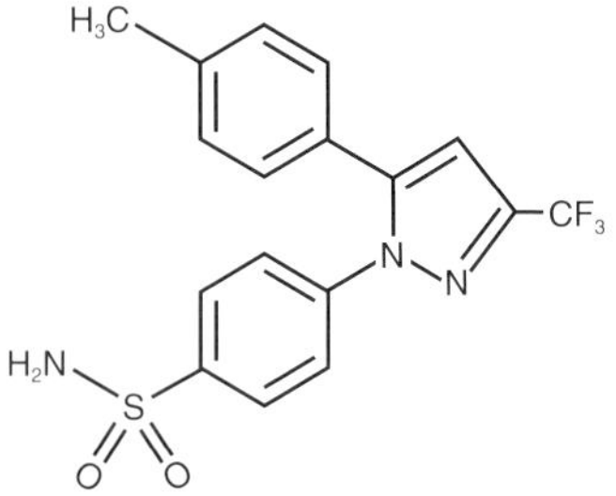

用があります。これは胃壁保護作用をもつプロスタグランジンができなくなるためだと考えられています。NSAIDの副作用を除くべく研究がおこなわれた結果, 2種類のCOXがあることがわかってきました。このうちCOX-1は胃腸の保護にかかわっており, COX-2は炎症をおこしたときにだけ発現してプロスタグランジンを産生することがわかってきました。つまり「悪者」はCOX-2であり, こちらだけを選択的に阻害する医薬を創れば, 副作用のない理想の消炎鎮痛薬,「スーパーアスピリン」ができると考えられたのです。

こうした創出された「ロフェコキシブ」「セレコキシブ」はもくろみどおり胃痛の副作用が軽減されており, 大ベストセラーとなりました (**図14-7**)。

図14-8 アセトアミノフェン

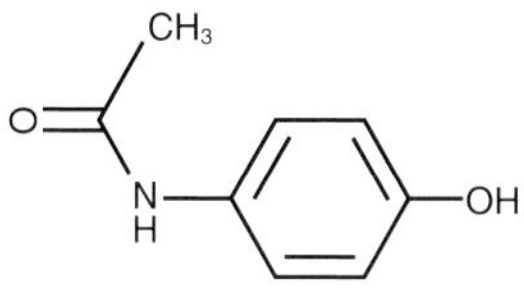

しかしその後，低頻度ながら心筋梗塞などの危険が上昇することがわかり，ロフェコキシブは市場からの撤退に追い込まれています。医薬の副作用予測がいかにむずかしいかを示す一例です。

(7) アセトアミノフェンの謎

　アスピリンと並んで有名な鎮痛剤として，アセトアミノフェン（別名パラセタモール，**図14-8**）があります。これも19世紀に発見された古い医薬で，抗炎症作用は弱いものの鎮痛・解熱作用は強く，かつ胃痛などの副作用がほとんどないため，小児用としても安心して使えるという利点があります。

　そしてアスピリンと同様，この薬がどこに作用しているかも，長らく謎でした。ところが21世紀に入り，この薬のターゲットが第3のシクロオキシゲナーゼ，COX-3ではないかという説が発表されました。が，その後この説には異論も挙げられており，いまだアセトアミノフェンのターゲットは確定的とはいえないようです。これだけ簡単な構造で，長く使われている化合物の作用機序が判然としないというのは，なんとも不思議なことであり，おもしろいことでもあります。

　鎮痛剤は人類がもっとも切実に求めてきた医薬でありながら，未解明部分が多く，あらゆる痛苦からわれわれを解放してくれる万能の痛み止めはいまだに存在しません。逆にいえば鎮痛剤にはまだ進歩の余地がおおいにあるということであり，なおも新しいアプローチが登場しつつあります。究極の鎮痛剤はいつ現れるか，それはどのようなものか，考えてみるのもおもしろいことでしょう。

コラム14-1　ロレンツォのオイル

1984年，ワシントンに住むロレンツォ・オドーネという5歳の少年が，難病である副腎白質ジストロフィー（ALD）を発症しました。これは脂肪酸の代謝異常によって，炭素数24〜26の長鎖脂肪酸が神経細胞に蓄積し，これが神経の髄鞘を破壊して脳にダメージを与えるという遺伝病です。5歳前後で発症し，体の麻痺などをともなって多くは2年以内に死亡します。

ロレンツォ少年の父・オーグスト氏は化学には何の縁もない一銀行員でしたが，息子を救うために必死になって生化学を勉強し，ある種の油がこの病気に対して効果があるのではないかという結論にたどり着きます。これは後に「ロレンツォのオイル」と呼ばれ，ALD患者の間で広く用いられるようになっていきます。

この話は1992年に「ロレンツォのオイル／命の詩」として映画化され，アカデミー賞を獲得するなど大評判を得ました。実際，この映画は素晴らしい出来で，医薬創りに携わる人なら必見の名作です。映画のラストでは，ロレンツォのオイルによって命を救われた少年たちが元気に笑い，遊ぶ光景が次々に映し出されます。命の尊さ，それを救う営みの素晴らしさを訴えて，まさに圧巻というほかありません。

協力者に恵まれるなど幸運もあったものの，素人であったオーグスト氏は，プロが何人束になってもなかなか達成できない「創薬」を，たった1人でやってのけてしまったわけです。ほかにも，認知症の母の姿を見て治療薬の開発に取り組むことを決意した杉本八郎氏（アリセプトの開発者）など，自らの実感や実体験が創薬に結びついたケースは少なくありません。

筆者は退職後に著書「医薬品クライシス」を執筆しましたが，執筆過程で何度も痛感したのは「自分がいかに医薬というものを知らないか」ということでした。自分たちが創ろうとしている製品がどんな試験と審査を受け，どのように値段がついて，誰の手を通じて

どんな患者に服用されるのか，十数年創薬研究に携わりながら知らないことばかりでした．実際，製薬会社の研究所で相手にするのはフラスコと化合物ばかりで，実際に病に苦しむ患者はおろか，錠剤の姿さえみることはありません．

このあたりの反省を込めて，前著では「実際の患者を見たこともない研究員が何十人と寄り集まり，化合物と細胞，実験動物をひねくり回している現状から，果たして現場が求めるよい薬は生まれるのだろうか」と書きました．ただ残念ながら，多くの研究者から本の感想をいただいたにもかかわらず，この部分に対するコメントは一つも受けていません．

医薬はいろいろな側面をもち，人の生命に直接かかわるきわめて複雑な製品です．薬を創るという立場の人間として，単に理論面の勉強だけでなく，いろいろな経験を積んでおいて損はまったくないのでは，と筆者は思っています．

本章のまとめ

- 古代から用いられてきた麻薬がいまも鎮痛剤として使われ，またいくつもの医薬を生んだ

- アスピリンなどのNSAIDはCOXを阻害することでプロスタグランジンの産生を防ぎ，鎮痛作用を示す

- アスピリンからいくつもの医薬が生まれたが，その作用については未解明の部分も多い

第15章

A Guide to Medicinal Science

医薬の未来

（1）医薬の新しい波

　本書では，主に合成による低分子医薬の創出について書いてきました。この分野はここ数十年の間，医薬の主流を占めてきましたし，これからもしばらくはそうであると思います。2010年代からは，抗体医薬をはじめとしたバイオ医薬が，売上ランキングの上位を占めるようになっていますが，これは単価の高さが大きな原因であり，処方数でいえば旧来の低分子医薬が圧倒的です。バイオ医薬にも優れた面は多いのですが，製造コストの高さ，治療可能な疾患の少なさといった問題もありますので，低分子医薬に完全に取って代わるという性質のものではありません。しかし一方で，抗体医薬に続く新たなタイプの医薬も続々と登場しつつあります。

（2）核酸医薬

　核酸医薬は，有力な新世代医薬の一つでしょう。これは，数十個程度までの核酸が連結したもの（いわばDNAやRNAの断片）を，医薬として用いようというもので，いくつかのタイプがあります。

　たとえばアンチセンス核酸は，mRNAに相補的な配列の核酸を投与することで，病因となるタンパク質合成を阻害するという発想の医薬です。

一例を挙げれば，サイトメガロウイルスは，増殖の際に最初にIE 2というタンパク質を作り出します。そこで，IE 2タンパク質をコードしたmRNAに相補的な核酸を作って体外から投与してやるのです。アンチセンス核酸はmRNAに結合して2本鎖を形成（ハイブリダイゼーション）してしまうため，結果としてIE 2が作られなくなり，ウイルスの増殖を抑えられます。これはホミビルセンの名で，米国で1998年に認可されました。

　また，DNAやRNAではなく，タンパク質を標的とする核酸医薬もあります。1本鎖の核酸は，分子内で塩基同士が水素結合し，タンパク質のように一定の立体構造をとるものがあります。こうした核酸から，標的のタンパク質に強く結合するものを選び出し，これを医薬として用いるものです。要するに，核酸版抗体医薬というべき存在です。

　この他，RNA干渉と呼ばれる現象を利用するもの，2本鎖DNAを「おとり」として使い，本物のDNAへ転写因子が結合することを防ぐ「デコイ核酸」（デコイはおとりの意味）など，さまざまなタイプの核酸医薬が提案され，一部はすでに実用化しています。

　核酸医薬は，狙った作用をもつ配列を見出しやすく，合成も比較的簡単であるなど，医薬として多くの利点があります。にもかかわらずこれまで認可された核酸医薬の数が少ないのは，核酸類は体内動態に問題があることが大きな要因です。

　人体には，体外から入り込んできたウイルスなどの遺伝子を排除するため，分解酵素（ヌクレアーゼ）が存在しています。このため，核酸医薬を何の工夫もなく投与すれば，すぐさまこれらヌクレアーゼによって分解されてしまうのです。

　そこで，核酸の構造を一部改変して，ヌクレアーゼに対して耐性をもたせたものが工夫されています。たとえば，先のホミビルセンでは，リン酸エステル部分の酸素原子をイオウに置き換えた，ホスホロチオエート結合が採用されました（図15-1）。その後もさまざまな工夫が加えられ，分解を受けにくくしたものが創り出されています。

図15-1 ホスホロチオエート結合

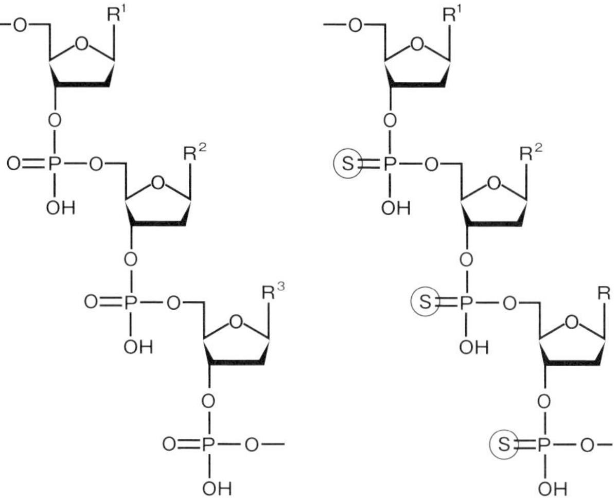

(左)通常のDNA　(右)ホスホロチオエート結合をもつDNA

　ただし，いまのところ核酸医薬は経口投与が不可能で，注射によらざるをえないなど，低分子医薬と同じように扱えるレベルには達していません。核酸医薬がこれからさらに拡大するためには，安定に患部へと薬剤分子を送り届ける工夫が鍵となりそうです。

(3)中分子医薬

　第3章でも述べた通り，いわゆる低分子医薬は分子量500程度，核酸医薬は分子量数千以上，抗体医薬では約15万にもおよびます。近年，この中間にあたる分子量500〜2000程度の化合物を用いる，「中分子医薬」が注目を集めつつあります。

　低分子医薬は，化合物のサイズが小さいため，経口投与でも安定であり，細胞内へも自由に入っていくことが可能です。ただし，巨大な標的タンパク質分子だけに間違いなく結合する分子の設計は難しく，他のタンパク質にも結合してしまうため，これが副作用に結びつきます。

一方，抗体医薬などのタンパク質医薬は，非常に特異性高く標的のタンパク質だけに結合することが可能で，このため副作用は基本的に少なく済みます。ただし細胞内に入り込むことができないため，治療可能な疾患の幅が狭いこと，消化管で分解されてしまうため経口投与ができないこと，製造コストがかさむことなどが難点に挙げられます。

　中分子医薬は，この両者のいいところ取りをしようというものです。中でも注目を集めているのが，数個から十数個程度のアミノ酸が連結して環を成した，「環状ペプチド」と呼ばれる分子群です。

　環状ペプチド医薬としては，すでにシクロスポリンという成功例が古くから知られています（**図15-2**）。これは11個のアミノ酸から成る化合物で，ある種の放線菌から発見された化合物です。免疫抑制作用をもつため，臓器移植手術の際の拒絶反応抑制に用いられてきました。

　シクロスポリンは分子量1200を超える比較的大きな分子であるにもかかわらず，経口投与が可能です。これは，D-アミノ酸やN-メチルアミノ酸などの特殊なアミノ酸を多く含んでいるため，体内のペプチド分解酵素に認識されにくいこと，環状であるためにしっかりした構造となり，膜を通過しやすいことなどが要因と考えられます。

　東京大学大学院の菅裕明教授らは，mRNAからタンパク質への翻訳系を改変することで，多数の環状ペプチドから成るライブラリーを構築する技術を開発しています。この方法では天然の20種類のアミノ酸にかぎらない多様なアミノ酸が利用可能であり，生成できる環状ペプチドは10兆種類にもおよびます。

　この技術を利用した創薬が，内外の製薬企業で進められています。得られた環状ペプチドをそのまま医薬にすることも可能ですし，その情報をもとに構造変換をおこなって通常の低分子に落とし込むこともできます。サイズも大きいので，タンパク質同士の相互作用によるシグナル伝達を阻害するような，通常の低分子ではむずかしいことも可能になります。

　また，こうして創り出されたペプチドを用いて，あるタンパク質が創薬

図15-2　シクロスポリン

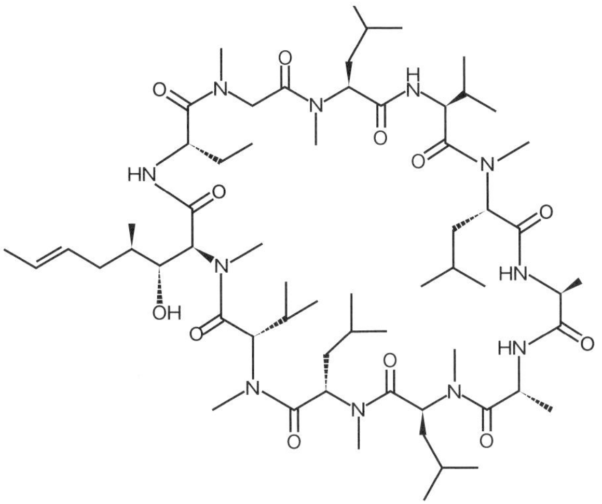

標的として見込みがあるかどうか評価する（ターゲットバリデーション）にも活用できます。次世代医薬の候補として，有力なものの一つでしょう。

（4）次世代ワクチン

　ワクチンといえば，感染症の予防のために注射するものというイメージがあります。しかし近年，予防ではなくすでにかかった病気を治療するためのワクチンが考えられています。対象となる疾患も，今までのワクチンのイメージとはだいぶ異なるものです。

　がんペプチドワクチンは，がん細胞に特有のペプチド（アミノ酸10個前後）を作って体外から投与し，これを免疫系に「敵」と認識させることで，がん細胞を攻撃させる手法です。この方法では，免疫系にがん細胞だけを狙い撃ちさせるため，今までのところ強い副作用はみられていません。

　こうしたがんの免疫療法に関しては，第11章で触れたオプジーボに代表される，免疫チェックポイント阻害剤に注目が集まっています。しかしオプジーボも，著効率が20％程度と決して高くないこと，また非常な高薬価という問題があり，低コストなペプチドワクチン療法にも光が当たってい

る状況です。現在臨床試験が進行中であり，量産化研究も進展しつつあるため，がん治療の新たな選択肢となりうるか注目されます。

　また，スギ花粉症のワクチンも臨床試験が進行中です。スギ花粉の抗原の構造を変えたものを投与することで，免疫寛容を誘導しようという発想です。うまくいけば数回のワクチン投与で，つらい花粉症を根治できますので，臨床試験の結果が期待されます。

　高血圧のような，ワクチンとちょっと無縁と思えるような生活習慣病領域においても，適用が始められています。ここで用いられているのは，「DNAワクチン」と呼ばれるタイプの新しいワクチンです。これは体内に抗原となるタンパク質を投与するのではなく，そのタンパク質の配列をコードしたDNAをプラスミドの形で注入するものです。体内で，このDNAの遺伝情報をもとにしてアンジオテンシンⅡの配列を含むタンパク質ができると，免疫反応によってこれに対応する抗体が作られます。この抗体が，本物のアンジオテンシンⅡのはたらきをも抑え込むため，血圧が低下するというものです。

　既存のACE阻害剤やARBは毎日飲み続ける必要があるのに対し，このワクチンは1回の注射で数か月効果が持続すると考えられています。成功すれば，他の疾患にも適用されていくことでしょう。

(5) 細胞治療

　自分自身または他人の細胞を用いて治療をおこなう「細胞治療」にも，さまざまな手法が研究されています。たとえば，キメラ抗原受容体T細胞（CAR-T）療法という手法が，2017年に米国で認可を受けました。これは，患者の体から取り出したT細胞に，がん細胞を狙い撃つ力を付与するような遺伝子改変を加えたうえで，体内に戻すという治療法です。

　こうなると，もはや医薬というよりも，新たな医療手段の一種というべきかと思えます。しかしこの手法は，製薬企業であるノバルティスによって開発され，米国FDAの承認を受けて，通常の医薬と同様に薬価が決めら

れました。その意味で、これも制度上「医薬」の一つということになります。

　山中伸弥・京都大学教授が開発したiPS細胞も、未来の医療を支える重要な手段として大きな期待を受けています。医薬候補化合物の薬効を確認するためのツールとしても利用が進んでいますが、iPS細胞を用いた再生医療にも、製薬企業は積極的に取り組んでいます。

　こうした例をみてくると、もはや医薬という概念はゆるく溶け始め、周辺分野を取り込んで大きく広がりつつあることを実感します。錠剤やカプセルの形で投与する、旧来の低分子医薬が廃れてしまうにはまだ遠いことでしょうが、さまざまな新しいアイディアを学び、取り入れなければ、企業も研究者もやっていけない時代がきているとはいえそうです。

(6) 人工知能で変わりゆく創薬

　2016年、グーグル傘下のディープマインド社が開発した人工知能「AlphaGO」が、囲碁のトップ棋士を4対1で撃破し、世界に衝撃を与えました。それまでのコンピュータプログラムとは異なり、AlphaGOは正確な深い読みというよりも、ぼんやりとした感覚的な部分で人類を凌駕してしまったのが、何よりの驚きでした。

　ディープマインド社のチームは囲碁専用AIの開発を終え、今後はここで得た技術を難病治療・エネルギー問題・画期的新素材の開発などに振り向けていくと述べています。人類への大きな貢献が見込め、莫大な利益も期待できる、新薬の開発が彼らの目標に入っていることは、まず間違いないでしょう。

　人工知能の創薬への活用は、すでに始まっています。たとえば第一三共は、IBMの「Watson」と契約し、これを新薬開発に役立てていくと発表しています。「Watson」はすでに、膨大な医学文献を読んで「勉強」し、ある患者の白血病が珍しいタイプのものであると見抜いて適切な治療法を助言したという実績もあります。

　おそらく人工知能は、標的タンパク質の選定、化合物のデザイン、副作用

や毒性の予測，代謝物の予測，既存医薬の他疾患への適応拡大など，あらゆる場面に使われるようになるのではと思われます．また，新薬の審査プロセスに自然言語処理可能な人工知能を適用し，承認までの時間を短縮するようなことも考えられます．

AlphaGO出現 (2015) 以前，囲碁はコンピュータにとってきわめてむずかしいゲームであり，人類に勝つにはあと10年は必要といわれていました．しかし人工知能の進化は急速で，わずか1年で人類はまったく歯が立たないまでに突き放されてしまいました．こうした変化により，囲碁や将棋の棋士たちは自らの存在価値を問われ，社会に対して何ができるかを考え直す必要に迫られています．

近い将来，こうした波が研究の世界にも押し寄せることはまず間違いがありません．創薬研究者も人工知能の急速な発展の前で，いったい自分に何ができ，人間ならではのどのような価値を提供できるか，十分に考えておかねばならないでしょう．

本章のまとめ

- 基礎科学の中に将来の創薬につながる発見は隠れているが，その実現には研究者の夢にかける情熱が不可欠である

- 創薬にともなう巨額の費用を長期に賄うためには，画期的発見を特許化するというビジネス的思考回路が重要である

- 個別化合物の発見より，新しい治療標的の発見のほうが将来の展開は大きい

- 困難ではあっても苦労ではない，と思えるときが創薬研究者にとっての最高のリターンといえる

参考文献 Bibliography

「創薬化学」野崎正勝・長瀬博　著　化学同人

「創薬化学」長野哲雄・原博・夏苅英昭　編　東京化学同人

「創薬化学　有機合成からのアプローチ」北泰行・平岡哲夫　編　東京化学同人

「ベーシック薬学教科書シリーズ6　創薬科学・医薬化学」橘高敦史　編　化学同人

「ベーシック薬学教科書シリーズ17　医薬品安全性学」漆谷徹郎　編　化学同人

「化学者のための薬理学」J. G. キャノン　著, 江崎俊之　訳　地人書館

「休み時間の薬理学　第2版」丸山敬　著　講談社

「創薬サイエンスのすすめ」石川智久・堀江透　編　共立出版

「創薬　20の事例にみるその科学と研究開発戦略」山崎恒義・堀江透　編　丸善

「ゲノム創薬」田辺靖一　編　化学同人

「創薬をめざす有機合成戦略」宍戸宏造・新藤充　編　化学同人

「治療薬マニュアル2018」北原光夫　編　医学書院

「医薬品の化学と作用」藤井喜一郎　著　薬業時報社

「これからの臨床試験」椿広計　他　編　朝倉書店

「新しい薬をどう創るか」京都大学大学院薬学研究科　編　講談社

「新・現代免疫物語　『抗体医薬』と『自然免疫』の驚異」岸本忠三・中嶋彰　著　講談社

「新薬誕生」ロバート・L・シュック　著, 小林力　訳　ダイヤモンド社

「今話題のくすり」日本農芸化学会　編　学会出版センター

「くすりの発明・発見史」岡部進　著　南山堂

「世界で一番売れている薬」山内喜美子　著　小学館

「神と悪魔の薬　サリドマイド」トレント・ステフェン, ロック・ブリンナー　著, 本間徳子　訳　日経BP社

「文豪はみんな、うつ」岩波明　著　幻冬舎

「うつと気分障害」岡田尊司　著　幻冬舎

「統合失調症」岡田尊司　著　PHP出版

チェンジ・ザ・ゲーム！　〜あとがきに代えて〜

"一冊を費やして，新薬を創るための過程について書き記してきました。ただし近年，創薬研究はひとつの大きな壁に突き当たっています。

1990年代には，現在医薬品企業の収益を支えている大型医薬が次々と登場しました。しかし十数年を経たいま，創薬に関する知識と技術ははるかに向上し，研究開発費も増加したにもかかわらず，年に承認される新薬の数は3分の1ほどに激減しました。そして90年代に生まれた医薬が特許切れを迎える昨今，製薬業界は大きな曲がり角にさしかかっています。これがいわゆる「2010年問題」です。このため製薬各社は，成長市場であるバイオ医薬へいっせいに舵を切るなど，大きな変革のさなかにあります。"

——というのが，本書第1版のあとがきの書き出し部分です。これを書いた2011年から7年を経て，製薬業界の状況はずいぶん変化しました。このころ売上上位を占めていた低分子医薬はランキング圏外へ去り，抗体医薬がこれに取って代わりました。

日本の製薬企業は，以前に比べれば利益率などが下がっているところもあるものの，潰れたり買収されたりといったところはなく，ひとまず2010年問題の荒波を乗り切ったようにみえます。ただし，各企業が新しい流れにうまく乗れたかといえば，そうもいえないようです。というのは，日本企業から発売されているバイオ医薬の多くは，海外のバイオベンチャー企業から候補化合物を買収し，販売しているものだからです。完全に日本で生まれ育ったバイオ医薬は，いまだ数点のみに過ぎません。がん治療を大きく変えつつある抗体医薬の数々は，ほとんど欧米メガファーマが世に送り出したものであり，このため医薬品の貿易赤字は年間3兆円にも達しています。とうてい，胸を張れる状態とはいいがたいでしょう。

日本企業は，旧来の創薬技術に適応しすぎ，自前で新しいスタイルの医薬を創り出すことに出遅れてしまいました。こうした状況を受け，日本の製薬大手は研

究部門を縮小し，代わりに薬の種を外部から買ってきて育て，販売するというモデルに移りつつあるようにみえます．しかし，こうした状況は研究者にとって，さまざまな新しいことに取り組むチャンスと捉えることもできるでしょう．本文でも述べた通り，創薬変革の芽はあちこちに出てきています．これらは「そんなものがうまく行くわけはない」といわれながらも，自らリスクを取り，新しいことに果敢に取り組んできた人たちがいたからこそ出てきた芽です．

　ここまで大規模な変革でなくても，比較的身近な範囲で変えられることはまだあるはずです．本当に経口投与である必要はあるのか？　他の疾患にはどうか？　有機合成だけでなく，他の技術と組み合わせられないか？　創る化合物に，自ら枠をはめてしまってはいないか？　リピンスキールールの枠内で化合物を考えていたら，エリブリン（P 80）やゲムツズマブ，オゾガマイシン（P 99）は決して生まれなかったでしょう．

　いまあなたを縛るルールは絶対のものですか？　破ったら何が起こりますか？　目の前の難題は，実は他のジャンルの人に聞けばあっけなく解決することでありませんか？　他社の研究者は，絶対に心を許してはいけない競争相手ですか？　手を組んでみることはできませんか？

　勝てそうにないゲームだったらさっさと降りて，別のゲームを始める．不条理なルールだったらそれをなんとか守ろうとするのではなく，ルール自体を変えてしまう．一大変革期のいま，そんな発想の転換が求められています．そのために，自分の守備範囲にこだわることなく，広い視野をもってしっかりゴールを見据え，柔軟な発想をもってほしい，と思います．

　ずっと「創薬のルール」を書いてきておいて，最後に「それを破れ」という入門書もなかなか珍しいかもしれません．妙な話ではありますが，これが筆者からの最後のメッセージです．これを読んだみなさんの手から，何万人の苦しみを救う画期的な新薬が生まれることを，大いに期待しています．

索引　Index

数字・英字

50%阻害濃度	15, 16
5-FU	125, 155
ACE	12
ARB	136
BA	46
CD 33抗体	99
COX 2阻害剤	98
DNA合成酵素	124
DNAマイクロアレイ	102
DPP-4阻害剤	168
D-ベンジルコハク酸	133
FBDD	63
FR 901379	75
GMP	86
gob-5	106
HER 2	99
HMG-CoA還元酵素	68, 78
HPLC	68
IC_{50}	16
ML-236B	79, 147
Neu 5 Ac 2 en	57
NMR	59
NSAID	188
SBDD	55
SNP	108
SNRI	175
SQ 13297	134
SSRI	173
TNF-α	97
VRSA	120
X線結晶構造解析	56
α-グルコシダーゼ阻害剤	165
α抗体インフリキシマブ	97
β受容体遮断薬	139
βバレル	108
β-ラクタム	74, 114

あ

アゴニスト	14
アシクロビル	124
アスピリン	65, 186
アセトアミノフェン	190
アドレナリン	22, 45
アマンタジン	123, 180
アミノグリコシド系	115
アミロイド仮説	181
アムロジピン	140
アリスキレン	136
アンジオテンシン変換酵素	12
アンタゴニスト	14
イオン交換樹脂	68
イクサベピロン	77
イブプロフェン	188
イプロニアジド	171
イベルメクチン	82
イミプラミン	171
インスリン	163
エナラプリル	135
エピジェネティクス	108
エポチロン	76
エリスロマイシン	116
エリブリン	80
塩酸タムスロシン	140
塩酸ドネペジル	30
エンベロープ	122
オキサリプラチン	154
オゾガマイシン	99
オピオイド	185

か

可逆阻害	13
核酸医薬	128

化合物ライブラリー	26
カプトプリル	134
可変領域	93
ガランタミン	179
カルボキシペプチダーゼ	133
カルボプラチン	153
拮抗剤	14
キニーネ	65
キノロン系抗菌薬	118
気分安定薬	176
キメラ抗体	96
急性毒性	17
鏡像異性体	88
キラルプール法	89
クエチアピン	175
クエン酸シルデナフィル	92
クラリスロマイシン	118
グリーンケミストリー	92
グルタミン酸受容体	14
クロザピン	178
クロラムフェニコール	116
クロルプロマジン	177
ゲノム創薬	101
ゲフィチニブ	157
ゲムツズマブ	99
光学分割	89
高速液体クロマトグラフィー	68, 86
抗体医薬	94
コカイン	185
固相合成	61
コリン仮説	31
コンビケム	59

さ

ザナミビル	58, 127
サリチル酸	187
サリドマイド	157
サリン	35
サルバルサン	113
サルファ剤	117
酸・塩基抽出	68
三環系抗うつ薬	171
シード化合物	25

重水素化医薬	48
ジェネリック医薬	28
四環系抗うつ薬	173
ジクロフェナク	188
シクロホスファミド	152
シスプラチン	153
ジドブジン	124
シリカゲルクロマトグラフィー	68
スーパーアゴニスト	14
スクリーニング系	24
スタチン	78, 147
ストレプトマイシン	116
スペイン風邪	121
スルホニルウレア剤	164
生殖毒性	17
セルトラリン	174
セレコキシブ	189
選択毒性	113
セントジョンズワート	174
ソホスブビル	126
ソリブジン	125

た

代謝拮抗薬	155
タクリン	32
タクロリムス	67
ダブルブラインドテスト	40
中分子医薬	195
低分子医薬	93
テトラサイクリン系	118
デューテトラベナジン	49
デュロキセチン	175
天然物全合成	72
ドセタキセル	155
トラスツズマブ	99
トリメトプリム	117
トルセトラピブ	40

な

ナリジクス酸	118
ナルフラフィン	184
二重盲検試験	40
ニボルマブ	158

205

ニューキノロン	118
ノイラミニダーゼ	56, 127

は

パーシャルアゴニスト	14
バイオアベイラビリティ	46
バイオインフォマティクス	108
ハイブリドーマ	96
パクリタキセル	65, 154
発酵法	67
ハリコンドリン	79
バリデーション	105
バルプロ酸ナトリウム	175
パロキセチン	174
ハロペリドール	178
バンコマイシン	115
ビグアナイド系	165
ヒスタミン	17
ヒト化抗体	97
ヒドロキシメチルグルタリルCoA	144
ビンブラスチン	65
ファビピラビル	125
フェニルアラニン	133
不可逆阻害	13
フラグメント・ベースド・ドラッグ・デザイン	63
物質特許	27
ブラジキニン	135
プラセボ効果	40
プラチナ	153
プラテンシマイシン	120
プラバスタチン	67
プラバスタチンナトリウム	147
フルオキセチン	174
フルボキサミン	174
プレコナリル	123
プロカイン	186
プロスタグランジン	187, 188
ブロッカー	14
プロドラッグ	51
ブロナンセリン	178
分子標的治療薬	99
ベックマン転位	36
ペニシリン	66, 114
ペラミビル	128
ヘロイン	52
ポリクローナル抗体	95

ま

マウス抗体	96
マクロライド系	116
慢性毒性	17
ミカファンギン	75
ミルナシプラン	175
メタンフェタミン	45
メチシリン	119
メトホルミン	166
メバロン酸	144
メマンチン	180
免疫グロブリン	93
モノアミン仮説	172
モノクローナル抗体	95
モルヒネ	65, 183

や

薬価	87
薬物相互作用	18

ら

ラセミ体	89
ラニナミビル	128
ランダムスクリーニング	26
リード化合物	33
律速酵素	68
リドカイン	186
リバスチグミン	179
リピンスキーのルール・オブ・ファイブ	47
リン酸オセルタミビル	52, 90
ロキソプロフェン	188
ロサルタン	137
ロフェコキシブ	189

〈著者略歴〉

佐 藤 健 太 郎（さとう けんたろう）

　1970年生まれ。1995年，東京工業大学理工学研究科化学専攻卒業（専攻：有機合成化学）。同年，国内製薬企業に入社し，有機合成の立場から創薬に携わる。1998年よりウェブサイト「有機化学美術館」を立ち上げ，化学情報の発信に携わる。2007年，退職してフリーのサイエンスライターに転身。2009年〜2012年東京大学グローバルCOEプログラム「理工連携による化学イノベーション」広報担当特任助教に就任。2010年に科学ジャーナリスト賞，2011年に化学コミュニケーション賞を受賞。著書に「有機化学美術館へようこそ」「化学物質はなぜ嫌われるのか」（以上技術評論社），「医薬品クライシス」「炭素文明論」（新潮社），「世界史を変えた薬」（講談社），「医薬品とノーベル賞」（KADOKAWA）。

- 本書の内容に関する質問は，オーム社ホームページの「サポート」から，「お問合せ」の「書籍に関するお問合せ」をご参照いただくか，または書状にてオーム社編集局宛にお願いします．お受けできる質問は本書で紹介した内容に限らせていただきます．なお，電話での質問にはお答えできませんので，あらかじめご了承ください．
- 万一，落丁・乱丁の場合は，送料当社負担でお取替えいたします．当社販売課宛にお送りください．
- 本書の一部の複写複製を希望される場合は，本書扉裏を参照してください．
- JCOPY ＜出版者著作権管理機構 委託出版物＞

創薬科学入門（改訂2版）―薬はどのようにつくられる？―

2011年11月28日　第 1 版第 1 刷発行
2018年 5 月 2 日　改訂2版第 1 刷発行
2022年 3 月10日　改訂2版第 3 刷発行

著　　者　佐 藤 健 太 郎
発 行 者　村 上 和 夫
発 行 所　株式会社 オ ー ム 社
　　　　　郵便番号　101-8460
　　　　　東京都千代田区神田錦町3-1
　　　　　電話　03(3233)0641（代表）
　　　　　URL　https://www.ohmsha.co.jp/

© 佐藤健太郎 2018

印刷・製本　壮光舎印刷
ISBN978-4-274-50691-8　Printed in Japan

マウス実験の基礎知識【第2版】

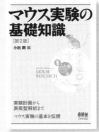

小出　剛　編●B5判／224頁

マウス実験の疑問を解決！

　はじめてマウス実験を行う際におさえておきたい事柄をまとめた入門書です。マウスの飼い方，体の構造，生活環，発生ステージ，系統，遺伝学，利用できるインターネット情報など，実験を行う前に得ておくべきマウスについての基礎知識を網羅しています。さらに，解剖，診断，脳組織の採取，行動解析，ノックアウトマウスやトランスジェニックマウスの作製，体外受精法などの実験手法についてもやさしく解説しています。

 主要目次

- 第1章　マウスを使って実験を始めよう
- 第2章　系統について知ろう
- 第3章　マウスの記録をつけてみよう
- 第4章　マウスの生活環について知ろう
- 第5章　マウスの解剖について知ろう
- 第6章　マウスの胎仔を見てみよう
- 第7章　マウスの体外受精はどうするの
- 第8章　マウスの脳を見てみよう
- 第9章　マウスを診断してみよう
- 第10章　マウスの行動を解析しよう
- 第11章　マウスのゲノムについて知ろう
- 第12章　マウスの遺伝学にチャレンジ
- 第13章　トランスジェニックマウスを作製しよう
- 第14章　ノックアウトマウスを作製しよう
- 第15章　コンピュータでマウスを研究しよう
- 付録　簡単なDNA, RNAの抽出法

入門ケミカルバイオロジー

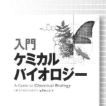

入門ケミカルバイオロジー編集委員会　編
●A5判／192頁

化学の力で生命を解く！

　自然現象を理解するには，細分化された個別の事象のみではなく，総合的に理解することが必要です。本書では，化学の技術・論法を活かして生命現象を探る新しい分野"ケミカルバイオロジー"についてわかりやすく紹介します。

 主要目次

- プロローグ　ケミカルバイオロジーってなに？
- 第1章　微生物からの贈り物
- 第2章　植物が作る化合物の不思議発見
- 第3章　昆虫は化学の力で恋をする
- 第4章　海洋生物が作る毒から薬を創る
- 第5章　食品に学ぶケミカルバイオロジー
- 第6章　お砂糖できまる血液型
- 第7章　有機合成化学で生命現象を解く
- 第8章　化合物バンクってなに？
- 第9章　生化学の基礎知識とケミカルバイオロジー
- エピローグ　サイエンスエコとケミカルバイオロジー

もっと詳しい情報をお届けできます。
◎書店に商品がない場合または直接ご注文の場合も右記宛にご連絡ください。

ホームページ　https://www.ohmsha.co.jp/
TEL／FAX　TEL.03-3233-0643　FAX.03-3233-3440